suncolor

宙斯的頭痛

從神話一窺疾病起源與醫學奧祕

啟明大學醫學院東山醫院神經科副教授 **劉守娟**／著

新光醫院神經科主治醫師、臺灣大學醫學系副教授 **汪漢澄**／審訂

陳建安、徐月珠／譯

suncolor
三采文化

「本書列舉身心疾病、症狀、人體構造等醫學語彙，探索其中的希臘神話淵源。用生動有趣的敘事語調娓娓道來，為醫學增添文史的趣味，也讓讀者在輕鬆學習醫學知識的同時，一窺瑰麗迷人的神話世界。有趣兼而有益，誠心推薦。」

汪漢澄

新光醫院神經科主治醫師

臺灣大學醫學系副教授

好評推薦

「比八點檔還扯的希臘神話，令人摸不著頭腦的暴力、不倫和恩怨，和醫學搭邊後出奇合理。讓你點頭稱是的趣味！」

—— Hazel ／《時間的女兒》Podcaster

「這本書像是一場希臘羅馬神話與醫學知識碰撞的舞會，跨領域的舞步協調交錯，讓讀者跟著篇章的節奏完全停不下閱讀的腳步。」

—— 吳宜蓉／歷史教師、教育學博士

「難以想像希臘羅馬神話竟與醫學名詞有密不可分的關係，比我這輩子能考上醫學院更神奇！身為飽讀詩書的醫生，作者巧妙連結醫學典故與神話故事，遙不可及的艱深知識頓時變得趣味橫生，連數學考一級分的文組生都能輕易理解，讀得津津有味呢～」

—— 螺螄拜恩／人氣作家

醫學的人文精神

1899 年 11 月維也納的醫師西格蒙德‧佛洛伊德（Sigmund Freud）在奧地利及德國出版了《夢的解析》（*Die Traumdeutung*），不過沒有激起任何歐洲主流醫學界的興趣，銷售非常慘淡，在兩年內初版的六百本只賣出了二百二十八本，賣了六年總共也只有三百五十一本，在這段時間內他曾到某一所大學做關於夢境的演講，結果只有三個聽眾。

佛洛伊德出這本書的時候，對他來講是難能可貴的。首先是當時在維也納的反猶情緒（Anti-Demitism），隨著維也納猶太人口的增長而逐漸高漲，有的患者甚至會把猶太醫生稱為「猶太豬玀」；另外一個是當時醫學的主流是「治療虛無主義」（Therapeutic nihilism），根據這種學說，疾病有其自身的發展過程，患者只能任由疾病走完這個過程，而周圍的人只能抱著深切的同情，忽略該有的治療手段。

前述的氛圍讓佛洛伊德的行醫跌跌撞撞，不過他對患者治療的嘗試，不特是一種旗幟鮮明地反對，讓醫生充滿人文關懷的行為，卻也為他理論的離經叛道添加了不該有的罪證。

佛洛伊德發展的精神分析學並不是他原先的本業。在 1881 年醫學院畢業之後，隔年他開始在維也納綜合醫院工作，跟隨著一位神經學醫師約瑟夫・布洛伊爾（Joseph Breuer）工作，三年後，佛洛伊德成為了神經病理學的講師。

　　布洛伊爾是一位傑出的神經學專家，主要科學發現有兩個：一是發現了迷走神經在調節人體呼吸運動中的作用，其次是了解內耳中的半規管具有控制身體平衡的功能。不過布洛伊爾對佛洛伊德的影響並不僅止於此，反而是他利用談話治療（Talking cure），把一位代號為「安娜」的歇斯底里病患治癒了，這在當時算是十分成功的案例。

　　安娜給了佛洛伊德深刻的印象，在 1886 年從醫院辭職開立私人診所後，他也用上述的療法來治療歇斯底里的病人，不過後來卻放棄了，取而代之的是「自由聯想」（Free association）——在適當的情況下，佛洛伊德發現許多患者能拾回一些童年生活中所發生、卻早已遺忘的事情，於是他認為這些早期的世界可以塑造人們的行為方式，於是「潛意識」和「心理壓力」的概念就應運而生了，接下來不用我

多說，佛洛伊德把人格和分成三個部分，即「本我」（Id）、「自我」（Ego）及「超我」（Super-ego）的概念，鑲進了精神分析學中。

在病人的分析過程中佛洛伊德也意識到，許多透過自由聯想方式重見天日的早期記憶本質上都是「性」，他更進一步發現，許多回憶的事件其實並沒有發生過，據此他提出了「戀母情結」（Oedipus Complex）或「戀父情結」（Electra Complex）的概念——患者表現出不真實的性創傷是一種心靈密碼，體現出人們內心深處的願望，表明人類在嬰兒生命最初開始就有性的意思，所以兒子被母親所吸引，或是女兒被父親所吸引，並將父親或母親視為競爭對手，才有上述的兩種情結出現。

寫了佛洛伊德關於夢的解析的故事，了解理論塑造的過程，其實是在呼應最近出版，由韓國啟明大學醫學院東山醫院神經科副教授，神經科的專家劉守娟醫師所寫的《宙斯的頭痛：從神話一窺疾病的起源與醫學的奧祕》這本書。

劉醫師和我一樣，在醫學典籍之外涉獵了很多知識，再以她長年的閱讀經驗，寫下了西方神話與醫學的關係，帶領著我們從人類的疾病、源自神話的醫學名詞、源自神話的病症、源自神話的心理疾病等等的面向，討論了醫學裡被摻進神話色彩的名詞、甚至診斷。

　　上述的工作其實是很辛苦的，除了要通曉神話的來龍去脈之外，還必須對於各種病症的描述，以及診斷的由來有全面地了解，難能可貴的是她透過生花妙筆的描述，把枯燥的醫學與魔幻的神話相連的那個點找出來，譜寫出共同的語言。

　　舉個例子來說，例如肚臍旁邊靜脈的怒張，醫學上稱為「美杜莎的頭」（Caput medusa），指的就是神話中頭髮由蛇所幻化，人看到她都會石化的女妖美杜莎，臨床上有這樣現象的病人就是肝硬化造成，而鼓脹的肚皮就好像是美杜莎的臉；另外精神醫學講的自戀（Narcissism），故事的原型是水澤仙女利瑞歐佩（Liriope）的兒子納西瑟斯（Narcissus），一位拒絕異性的男子，卻因為貪戀自己水中英俊倒影而遲遲不願意離開造成死亡的可憐蟲，英文也叫水仙花，卻

被精神科醫師用來當成自戀最好的代名詞。

　　另外書裡面還有談到與特洛依戰爭有關的阿基里斯腱（Achilles Tendon）、拉著海神波賽頓車子的海馬和腦中記憶相關的海馬迴（Hippocampus），又或是由牧羊神潘（Pan）而來的恐懼症（Panic disorder）……等故事，需要你翻開扉頁好好享受書裡面，出版社大手筆，不吝配合文字的神話相關繪畫。

　　當然之前我用佛洛伊德埋了兩個神話梗——伊底帕斯（Oedipus）及厄勒克特拉（Electra），我必須告訴大家，當初佛洛伊德典故的使用錯了，所以他的學說會被人罵也是應該的，因為神話故事的發展和他書中所言根本大相逕庭，至於實情如何，希望讀者們自己去探索。

　　醫學本該充滿人文的精神，對於病患要有感同身受的心情，這也是「視病猶親」最重要的概念，不過現代的醫學知識卻因為太過龐雜，漸漸失去這種人文精神的匯入，取而代之的是用生硬的評鑑條文，來評估醫療團隊們是否真的能給予患者全人治療，哈哈，它很重要喔！

評鑑產生的等級，涉及了健保對醫院給付的多寡，成效如何呢？還真的要請讀者們有機會去醫院看看。

　　寫這篇推薦序時值某大學正要廢除中國文學系的招生，似乎沒有人感到這件事的重要性，心中五味雜陳，我不禁反問：人文的精神是什麼？它還真是個需要人們討論的重要課題 。

蘇上豪

金鼎獎得主、心臟外科醫師

與諸神航行在波瀾的疾病之海

　　我想每個人一生中都應該至少聽過或接觸過一次希臘羅馬神話故事吧，或許有人像我一樣，是透過托馬斯・布爾芬奇（Thomas Bulfinch）撰寫的書籍而接觸到的，但可能也有人像我認識的後輩或醫學系的學生一樣，是透過小時候所看的卡通、漫畫才認識了這些神話故事。

　　希臘羅馬神話是西方文化發展的源頭，現代文明中至今還能找到它所留下的痕跡，對世人來說，它在許多方面仍具有相當重要的意義。

　　總之，在和別人談論希臘羅馬神話時，即使對方不清楚詳細的故事內容，但也一定聽過特洛伊戰爭（Trojan War）或宙斯（Zeus）、赫拉（Hera）、阿芙羅黛蒂（Aphrodite）、阿波羅（Apollo）等「奧林帕斯諸神」。

　　但若我告訴各位，許多現代醫學使用的專業名詞或概念其實全都出自神話故事，相信應該有許多人會非常驚訝地問道：「不會吧，這個有出現在神話裡？」或「真的假的？那個詞彙是來自於神話？」

記得當初在醫學院唸書時，只要想到許多醫學名詞是源於希臘羅馬神話，而某些故事甚至能用現代醫學中的症狀、疾病或概念來補充說明，就會覺得課業學習頓時變得有趣起來，也萬萬沒有想過，神話與醫學之間居然還有相通之處，這一點也真的令人感到非常神奇。

　　其中讓我印象最深刻的是，剛升上醫學院一年級 ❶ 時，我發現自己買來學習解剖學的教科書名稱 *Atlas of Human Anatomy* 中出現了「Atlas」（阿特拉斯）這個字。

　　我一邊想著：「咦？希臘神話裡也有個叫做阿特拉斯的巨人，他受到懲罰必須永世撐起天空的重量……」一邊翻開書本後，看見書中詳細記載著所有人體的結構及名稱，但當我看到用來支托人類頭顱重

---

❶ 醫學系六年制的課程分為兩年的醫預科和四年的醫學院，通常升上醫學院一年級後才會正式開始基礎醫學的課程。

量的「第一頸椎」（或稱寰椎），它的英文名稱也叫做「Atlas」時，這讓我格外吃驚。

不久後我才意會到：「啊！一定是因為撐起頭顱就像撐起天空一樣重要，所以這塊骨頭才會叫做阿特拉斯吧。」當下想通之後，我還獨自繼續興奮地翻閱著課本呢。

正是因為這個原因，讓艱難的醫學研究變得不再那麼枯燥乏味，後來每當又發現有醫學名詞是源於希臘羅馬神話時，我就會把它們一一蒐集並記錄下來。

不過在成為一名專業醫師與學校教授之前，我一直沒有什麼機會與別人分享這些有趣的內容。直到有一天，在一場小型的教學研討會上，有人問我是否能講授融合醫學與人文學的課程，當時我才第一次嘗試將醫學與希臘羅馬神話給結合起來，於是就以「淺談希臘羅馬神話——睡眠與睡眠障礙」為主題開設了一堂講座。

講座的內容包括：介紹希臘羅馬神話中「睡神」許普諾斯

（Hypnos）的相關傳說、睡神的家族成員、希臘神話中曾陷入沉睡的人物故事——例如，聽到音樂就會閉上所有眼睛的百眼巨人（Argos）、喝醉酒就會呼呼大睡的波呂斐摩斯（Polyphemus）、在熟睡中被獨自留在孤島上的阿里阿德涅（Ariadne）等，以及睡眠醫學所使用的「安眠藥」（Hypnotic）的語源、睡眠週期、睡眠疾病、睡眠檢測法等，我將這些內容統統彙整在一起，仔細講解給台下的每個人聽。

下課後，我看見聽課的同行們，臉上那副意猶未盡的表情與他們所給的反饋：「真沒想到睡眠、睡眠疾病和希臘神話竟然還有這一層關係啊！」內心就油然而生想更系統性地整理出這些內容的念頭。

後來我在學校又接連講授了幾堂結合醫學與希臘羅馬神話的課程，想著希望能讓更多人可以方便閱讀，於是就卯起來專心寫作，這才將課程內容全都整理成了有趣的文章。

接著我抱著既期待又怕受傷害的心情，忐忑不安地將寫好的文章

拿給了非醫療專業人士的家人與朋友看，結果他們覺得除了神話故事本身就非常精采之外，那些艱澀難懂的醫學知識似乎變得更加平易近人，而總是讓人感覺高不可攀的醫院和醫生也都變得更和藹可親。

幾位高中畢業後走上不同人生道路的朋友還對我說：「雖然我對希臘神話也頗有研究，但卻從來不知道神話故事居然與醫學術語有關！」以及「你從這樣的觀點切入，同時讓神話和醫學都變得更簡單有趣！」

對於他們給予我這位醫生的鼓勵及意見，我真的相當感激，特別是媽媽對我說：「我終於能稍微理解你在醫學院時都學到了什麼，現在當了醫生又在從事怎樣的工作，這些文章內容真的很有意思。」

我聽完之後真的非常感動，因為不僅是作為她的子女，即使是作為一名醫生，我也能感受到我與母親之間的距離更近了一些，聽見媽媽這番話的當下，也是我寫完文章後感到最有成就感的瞬間。

那些我小時候閱讀希臘羅馬神話感到津津有味的記憶，不僅在我

就讀醫學院時化成了令人意外又驚喜的小小體悟，現在竟然還驅使我寫出這本結合醫學與神話的書籍，在撰寫本書的過程中，我找到了幾個想要實現的目標。

第一，我想讓大眾再次回想起，希臘羅馬神話那令人熟悉又陌生的迷人魅力。在當前這個各種媒體蓬勃發展與資訊爆炸的時代，我相信即使沒有這本書，各位也能輕易從其他管道汲取希臘羅馬神話的相關知識。

但是，有一位超級熱愛希臘羅馬神話的醫生，痴迷的程度甚至讓她在學醫的過程中，都能時時聯想起相關的故事內容，我認為若能閱讀一下由她所撰寫的相關文章，或許也不失為一個新奇的人生體驗。就像是雋永流傳的經典名曲固然動聽，但後來各種融合不同風格、經過重新詮釋的改編歌曲亦有其聆聽的樂趣。

第二，我想向讀者清楚介紹希臘羅馬神話與醫學之間究竟有什麼關聯。從《希波克拉底誓詞》（*Hippocrates Oath*）的內容到象徵醫

生的蛇杖圖樣，以及現代醫學使用的各種醫學名詞，例如：基迦巨人（Gigas）與巨人症（Gigantism）、納西瑟斯（Narcissus）與自戀型人格障礙（Narcissistic Personality Disorder; NPD）等，深入了解後就會發現，許多那些你意想不到的事物其實都與神話有關。

此外，我希望在說明希臘羅馬神話與醫學疾病其共通之處的同時，讀者們也能一起享受推測與想像的樂趣。

比方說，厄洛斯（Eros）與賽姬（Psyche）那段眾所皆知的愛情故事，會不會全是患有思覺失調症的病患所幻想出來的？而宙斯在雅典娜（Athena）誕生時遭受的劇烈頭痛，是不是與腦出血引發的爆裂性頭痛非常相似？我認為若能從這種角度來欣賞希臘神話，一定能享受更多的閱讀樂趣。

最後，透過將這些耳熟能詳的神話故事與醫學知識串連起來，我想讓大眾知道，所謂的醫學、醫院及醫生都只是我們日常生活中的一部分，並不是那麼艱澀難懂與遙不可及的存在。

身為一名醫生，當我與病人或家屬溝通時，經常能感受到許多人在面對疾病時的恐懼，以及他們對醫生的權威形象所產生的距離感。每當聽到有人對我說：「劉醫生，你剛才說明的內容好困難，我根本聽不懂。」或是「光是想到要來醫院看醫生就讓我覺得好緊張。」我都會覺得很難過，總是苦惱著到底該怎麼做，才能減少這些無謂的恐懼、困難與距離感。

　　因此，我絞盡腦汁地想以一種更簡單、更有趣的方式來呈現這本書，而這個苦心思索的過程，讓身為醫生的我有了自我反思與重新學習的機會。

　　我所期盼的是，當閱讀過本書的人若某一天要以病人或家屬的身分，為了治癒病痛而必須航行在那片名為「疾病」的凶險大海時，可以讓他們覺得醫生既是掌舵領航的船長，也是並肩前行的夥伴，更是一個能夠相互信任、相互依靠的存在。

　　真心希望這本拙作可以成為一座橋梁，幫助醫生和病人不僅在理

念上，甚至在心靈上也能夠相互理解。

　　各位在閱讀本書時，可以想像自己是在玩一款模擬航海的操縱遊戲。雖然沒有實際罹患疾病與接受治療，但希望透過這些希臘羅馬神話人物的經歷，各位能夠間接體驗到醫病之間那片「疾病之海」所興起的波濤有多麼洶湧。

　　準備好了嗎？現在就讓我們一起展開這趟希臘羅馬神話與醫學的航海冒險吧！

劉守娟

啟明大學醫學院東山醫院神經科副教授

CONTENTS

Chapter 5 源自神話的心理疾病

Chapter 6 源自神話的其他醫學名詞

CHAPTER

1

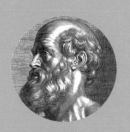

神話故事中的醫生系譜

在古希臘時代，
幫助產婦生產與阿斯克勒庇俄斯（Aesculapius）家族掌管的醫術，
被認為是兩塊毫不相干的領域。
但阿波羅和阿斯克勒庇俄斯，卻都是經過艱難的分娩過程才誕生。
希臘神話似乎也在暗示著我們，
人類孕育和誕生的歷程其實就是所有醫術發展的開端。

人類的孕育和誕生，
是醫術發展的開端

　　通常希臘神話故事的序章，都是以諸神的系譜（類似族譜）來拉開序幕，也就是所謂的《神譜》（*Theogony*）。

　　其內容記敘了古代眾神的起源，從整個世界是由象徵「混沌」的「卡奧斯」（Chaos）所創造，隨後又誕生出大地女神「蓋亞」（Gaia）與天空之神「烏拉諾斯」（Uranus）等眾多的神子神孫，接著一直講到蓋亞的孩子們「泰坦神族」（Titans）與其孫兒輩「奧林帕斯神族」之間展開的激烈交戰，最後則由宙斯為首的奧林帕斯諸神成為了世界的統治者。

　　不過此篇並沒有要探討《神譜》的詳細內容，而是想與各位聊聊有關「醫神」的系譜與古希臘醫者希波克拉底，以及神話中與醫生相關的故事。

　　事實上，醫生這個行業的起源可以追溯自古代（即神話時代），因為從古代開始，就有許多會危害人類健康的疾病，而且比現代更加頻繁的戰鬥與戰爭，更是造成人們受傷和死亡的主因，因此能夠救死

扶傷的醫生便一躍成為了不可或缺的職業類別。

　　一般在談到醫生時，首先會聯想到的人物，應該非希波克拉底（Hippocrates）莫屬。希波克拉底出生於愛琴海東南部的科斯（Kos）島上，他將醫術從古代巫術和宗教之中分離出來，並讓它成為了一門專業學問，因此他被尊稱為西方「醫學之父」（Father of Medicine）。

　　而他所撰寫的《希波克拉底誓詞》至今仍廣為流傳，直到現代為止，醫生仍必須宣讀1948年以《希波克拉底誓詞》為基礎所制定的《日內瓦宣言》（*Declaration of Geneva*）。

　　雖然希波克拉底對於將醫術發展成專業學科做出了許多貢獻，但他畢竟是一位上古時代的古人，因此《希波克拉底誓詞》也很自然地融入了古希臘神話的樣貌，而我們也才得以在字裡行間中找到「醫神」的系譜。

　　誓詞內文的頭一句是這樣寫的：

　　「我要對著醫神阿波羅（Apollon）、阿斯克勒庇俄斯（Asclepius）、許癸厄亞（Hygeia）、帕那刻亞（Panacea）以及眾神與眾女神發誓，恭請諸神為我見證，我會依照自身能力及判斷力所及，遵守此約。」

　　正如各位所見，這句話中提到了四位神祇的名字，他們在古希臘時期都被認為是具有治癒能力的代表性神祇。

　　為了進一步認識這份誓詞的含意，我們就來分別了解一下這四位神祇的故事。

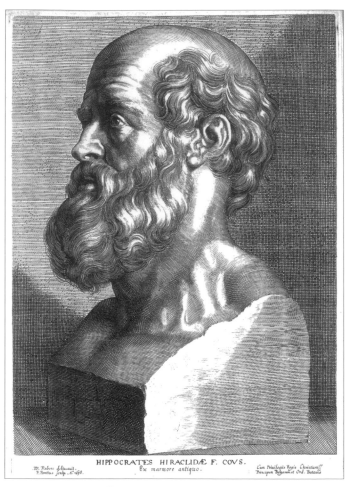

HIPPOCRATES HIRACLIDÆ F. COVS.
Ex marmore antiquo.

希波克拉底與《希波克拉底誓詞》

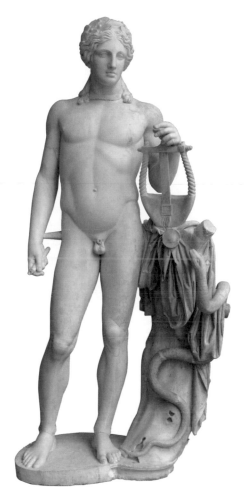
阿波羅雕像：手持里拉琴的典型形象。

「太陽神」阿波羅是奧林帕斯十二主神之一，他是眾神之王宙斯與樂朵女神（Leto）❶ 的兒子，與月亮女神阿蒂蜜絲（Artemis）為一對雙胞胎，傳說中他擁有一頭耀眼的金髮與比例完美的身材，外型長相十分俊美。

除了「太陽神」這個眾所皆知的封號，阿波羅同時也被稱為是擅長彈奏里拉琴的「音樂神」、具有高超箭術的「弓箭神」，與掌管德爾菲神諭的「預言神」等。

在希臘神話中，阿波羅經常出現在與治癒或瘟疫有關的故事裡，只要爬梳一下這些故事，我們就能得知阿波羅為什麼會被尊奉為「醫神」。

❶ 樂朵（Leto）：泰坦神族之一，天空之神烏拉諾斯的孫女。

其中最具代表性的，莫過於他幫助波賽頓的兒子俄里翁（Orion）巨人重見光明的故事。據說俄里翁曾試圖強娶希俄斯（Chios）島的公主墨洛珀（Merope）為妻，但他卻被公主的父親歐諾皮翁（Oenopion）挖出雙眼變成了盲人，不過後來他在太陽神的萬丈光輝下重新找回了視力。

以現代醫學的科技發展，其實根本無法修復被挖除的雙眼，但如此奇蹟般的事情卻有可能發生在神話裡。

上述故事中提到的太陽神，有一說是阿波羅，也有一說是比阿波羅更為古老的太陽神——泰坦神族的赫利奧斯（Helios），但不管怎麼樣，光從這個故事來看，古希臘人似乎相信太陽神具有某種神奇的治癒力量。

另外也有段故事提到，海克力士（Heracles）因遭受赫拉女神的詛咒，在失控發狂中殺害了自己的家人，而他為了尋求擺脫失心瘋的方法（另一說是為了替自己犯下殺害親屬的罪孽尋找贖罪之道），隻身前往位於德爾菲的阿波羅神廟，最後他遵照神諭，終於順利洗清了自己的罪惡。從這段故事似乎也能看出，太陽神甚至具有治療精神疾病的能力。

此外，特洛伊戰爭的敘事詩《伊里亞德》（*Iliad*）中描寫了阿波羅對希臘軍隊降下瘟疫的故事，其中阿波羅展現出他作為「瘟疫之神」和「鼠神」的強大威力。我想很有可能是因為神話中的阿波羅是具有散播及遏止瘟疫力量的神祇，所以古希臘人才深信他與醫術發展有著密不可分的關係。

另一方面，也可能是因為瘟疫容易在炎熱潮濕的夏季流傳，而夏

季又正好是太陽神神力最強大的時期，因此瘟疫與太陽神才會一直被牽扯在一起。

雖然從以上的故事，大致可以看出阿波羅與醫療有所淵源，但阿波羅被尊奉為「醫神」的原因，最主要還是因為他的兒子阿斯克勒庇俄斯。

阿斯克勒庇俄斯在希臘羅馬時期也被人們尊稱為「醫神」，他是阿波羅和塞薩利亞公主科羅尼斯（Coronis）的兒子。雖然表面是這兩位「生下了」阿斯克勒庇俄斯，但更準確來說，他是在科羅尼斯死後，才被阿波羅從屍體中解救出來的。

當年，科羅尼斯與阿波羅相戀後，又暗地裡愛上另外一名男子，阿波羅得知實情後勃然大怒，於是一箭射死了科羅尼斯，但在科羅尼斯被送去火化前，阿波羅卻發現她腹中已懷有自己的孩子。

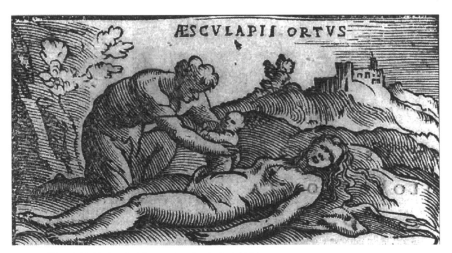

阿波羅從死去的科羅尼斯體內取出阿斯克勒庇俄斯

受到憐憫之心的驅使，他就從遺體中將尚未出生的孩子給取了出來。從現代醫學的角度來看，這等於就像是透過剖腹手術（Cesarean section）從死亡的產婦身上救出胎兒一樣。

總之，平安出生的阿斯克勒庇俄斯被交給了希臘神話中首屈一指的賢者凱戎（Chiron）扶養，長大後就成為了一名偉大的醫生。傳說中阿斯克勒庇俄斯的醫術極為高超，甚至精湛到能讓亡者起死回生的地步，但隨著他不斷地救活死者，掌管死亡與冥界的冥王黑帝斯（Hades）擔心這樣下去會破壞陰陽兩界的秩序，於是請求宙斯將他殺死，宙斯思索一番後應允了，於是阿斯克勒庇俄斯就這樣被宙斯降下的天雷給劈死。

不過在悼念兒子逝去的阿波羅的懇求下，阿斯克勒庇俄斯死後，就被宙斯升格為了「醫神」，據說後來供奉阿斯克勒庇俄斯的神廟也會兼作醫院來使用。

阿斯克勒庇俄斯的雕像有個非常特別的特徵，那就是一根纏繞蛇身的手杖，而這根手杖的由來是這樣的：有一回，克里特國王米諾斯的兒子格勞科斯（Glaucus）不幸溺斃，於是阿斯克勒庇俄斯便想方設法地救活他，但在治療過程中突然竄出了一條蛇，受到驚嚇的他便用手杖將蛇打死，但過沒多久後又有另一條蛇爬了過來，並啣著一株草抹在死去的蛇身上，結果那條死蛇竟就這樣活了過來。

從那之後，阿斯克勒庇俄斯就開始隨身帶著一根纏繞蛇身的手杖，以表達他對「死而復生」這種能力的尊敬。

順帶一提，「蛇」與「長生不老」之間的神祕關聯也同樣在蘇美神話《吉爾伽美什史詩》（*Epic of Gilgamesh*）中出現過，可見這在

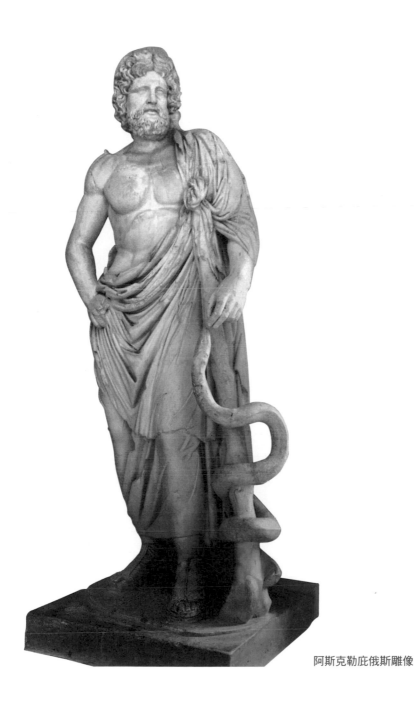

阿斯克勒庇俄斯雕像

古代似乎是一個廣為通用的信仰概念。後來，阿斯克勒庇俄斯的蛇杖圖樣就被廣泛運用在許多與醫生或醫療相關機構的象徵標誌上。

直到數年以前，韓國的大韓醫師協會也使用了蛇杖圖樣作為象徵標誌，不過該協會先前的標誌是一根雙蛇交纏的手杖，但其實那是信使之神荷米斯（Hermes）的「商神杖」（Kerykeion），而荷米斯是負責將亡靈引導至冥界的神，因此將荷米斯的商神杖作為醫生的象徵是錯誤的用法，目前該協會的新標誌已更改為單蛇盤繞著文字的圖案。

阿斯克勒庇俄斯在世時曾與一位名叫伊比歐涅（Epione）的女神結過婚並留下了許多子嗣，而這些後代也全被推崇為與醫療相關的神祇。身為妻子的伊比歐涅與醫術也有淵源，她是象徵鎮痛（Soothing）的女神，「鎮痛」在行醫治療的過程中占有重要的地位，意味著要安撫病人與舒緩疼痛，而從象徵「鎮痛」的女神與醫神是一對夫妻的這點來看，古希臘人似乎打從心底認為替病患緩解痛楚是醫術中相當重要的品德。

《希波克拉底誓詞》中提到的第三個名字是許癸厄亞，她是阿斯克勒庇俄斯的女兒，也是「健康」的擬人化神，主要掌管清潔與衛生，現代英語中「衛生」（Hygiene）的語源就是她的名字，可見古

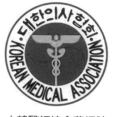

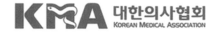

大韓醫師協會舊標誌　　　　　　大韓醫師協會新標誌

代人也認為病患的衛生管理是治療疾病過程中非常重要的一環。許癸厄亞的典型形象是一名用碗餵蛇的少女，若看見一尊女性雕像的右臂有一條蛇，左手又拿著一個碗的話，那十之八九就是許癸厄亞，而受到這種象徵意義的啟發，那個被蛇身纏繞的碗就稱作「許癸厄亞之碗」（Bowl of Hygeia），在現代則普遍作為藥局或藥學的國際象徵使用。

繼許癸厄亞之後所提到的帕那刻亞，她是「完全治療」的擬人化神，這位女神的名字Panacea是由Pan（全部）和Acea（治療）所組成，在英語中是指萬靈丹或萬能藥。

不過時至今日，所謂的靈丹妙藥也從未被發現或發明出來，因此這可說是一個將幻想概念當作神祇來崇拜的案例，或許古代人也希望在療程最後會出現可以治癒一切疾病的仙藥，所以才會創造出帕那刻亞來加以膜拜，而帕那刻亞也是《希波克拉底誓詞》最後所提到的神祇，如此的鋪排方式儼然是將行醫救人的醫生與因病受苦的病患，他們的共同願望給寫入誓詞裡一樣。

如果仔細閱讀古希臘神話就會發現，除了上述提到的神以外，阿斯克勒庇俄斯的後代中還有其他與醫療相關的神祇。

許癸厄亞女神像

包含許癸厄亞與帕那刻亞這對姐妹花，阿斯克勒庇俄斯另外還有三個女兒，她們的名字與神格分別如下：首先是代表「醫療」與「讓人從疾病中恢復」的伊阿索（Iaso）女神；第二位是象徵「治療」的阿刻索（Aceso）女神；最後是象徵「光輝」的阿格萊亞（Aglaea）女神，所謂的「光輝」，我想指的應該是大病初癒後所能獲得、或是身體健康之人所散發出來的那種「健康氣色」吧，而這三位女神全都象徵著病患在治療過程中希望能達到的良好結果。

　　阿斯克勒庇俄斯還有三個兒子，分別是特勒斯弗洛斯（Telesphorus）、瑪卡翁（Machaon）與波達里瑞奧斯（Podaleirios），他們有的是與醫療概念有關的擬人化神，有的是被神化的傳奇醫生。

　　特勒斯弗洛斯原是安納托力亞半島所信仰的醫神，他被納入希臘神話的體系後就變成了阿斯克勒庇俄斯的兒子，特勒斯弗洛斯也被認

特勒斯弗洛斯的形象

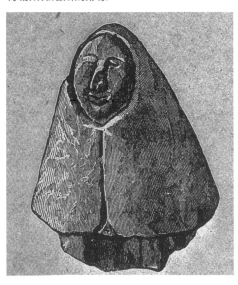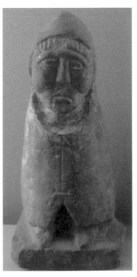

為是上面提到的阿刻索女神的男性形象，一般都被描繪成侏儒或是矮小少年的模樣。

瑪卡翁與波達里瑞奧斯則是出現在史詩《伊利亞德》中的傳奇醫生，據說他們是特洛伊戰場上的希臘軍醫，兩兄弟以高超醫術拯救了許多英雄與士兵，在戰爭中死去後被埋葬在了斯巴達，後來被該地區的人供奉為醫神。

此外，雖然《希波克拉底誓詞》中沒有提到他們的名字，但有一群比任何人都具有奉獻精神的醫生，他們的故事也出現在神話之中。相傳特洛伊戰爭中最著名的希臘英雄阿基里斯（Achilles）在戰場上率領了一支名為「密爾彌冬人」（Myrmidons）的部隊，「Myrmidons」的意思是螞蟻，之所以會用螞蟻來命名這支部隊，其背後隱藏著一個令人鼻酸的故事。

傳說中希臘的埃伊納島（Aegina）是由艾亞哥斯（Aiakos）國王所統治，不過這座島的名字卻偏偏與一名和宙斯有染的女人相同，這徹底激怒了宙斯的正宮太太赫拉女神，於是赫拉施下詛咒讓瘟疫在島上蔓延。

由於這是上天降下的懲罰，僅憑凡人的力量根本無法治癒，而瘟疫的症狀嚴重，傳染力也非常強，因此島上的居民幾乎在一瞬間全都染上了瘟疫。這場瘟疫浩劫所造成的各種慘況，實在令人不忍卒睹，據傳「一種會使人喉嚨腫脹、連續高燒，為了退燒而痛苦掙扎的疾病」在島上肆虐，當時疫情甚至慘重到有人病死了也無人替他們收屍的地步，簡直就與新冠病毒（COVID-19）使 2020 年全球陷入混亂的景況如出一轍。

但據說島上有一群醫生，他們竭盡全力抵禦這場上天所降下的災難，不過越是堅守崗位悉心照料病人的醫生，就會越快被犧牲掉，因此這群對抗不明瘟疫替病患治療的醫生，最終也難逃病死的命運。

最後，整座島的居民全部死光了，只剩下艾亞哥斯國王一人為這個空蕩蕩的國家哀悼。悲痛欲絕的艾亞哥斯國王看著從橡樹上爬出的螞蟻群，他感嘆道：「要是我的子民能像這群螞蟻一樣多就好了……」

據說宙斯聽到國王的哀嘆後，就將這些螞蟻全部變成了人類，因此後來這個民族就被稱為從螞蟻變來的「密爾彌冬人」，傳說中的密爾彌冬人不僅個個年輕力壯、驍勇善戰，而且還非常服從國王的命令。

還有一位女神，她雖然沒有被稱為醫神或醫生，卻與人類生活中的重要事件息息相關，她就是助產女神埃雷圖亞（Eileithyia）。女性懷孕及分娩在現代社會被視為是重要大事，因此才單獨設立了婦產科來專門問診，但古代人似乎不這麼認為，他們覺得這樣的事情不需要去醫院也用不著看醫生。

這種觀念或許是受到「男尊女卑」思想盛行的時代背景所影響，也可能是因為先姑且不論產婦的痛苦與新生兒的死亡風險，他們覺得分娩與生孩子就只是非常自然的過程。總之，古希臘人認為從生產陣痛開始，神就會決定結果是順產或是難產，倘若掌管此事的埃雷圖亞女神不給予協助，人們就無法生下孩子。

埃雷圖亞是赫拉女神的女兒，赫拉不但是眾神的王后，同時也是象徵婚姻的女神，因此從男女結婚後繁衍後代的順序來看，這可能是一種將生育子嗣視為是婚姻果實的概念。

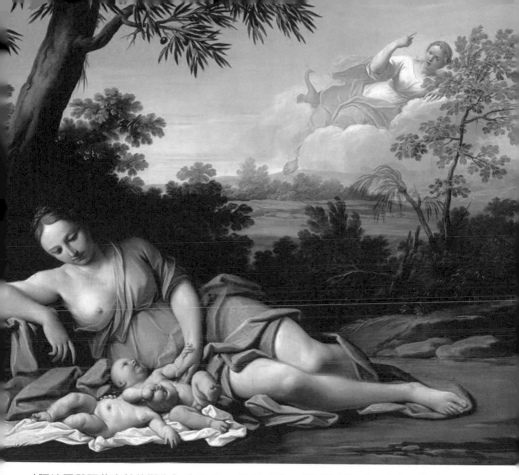

〈阿波羅與阿蒂蜜絲的誕生〉（1692～1709年），馬爾坎托尼奧‧弗朗西斯奇尼
（Marcantonio Franceschini）
赫拉女神正在妨礙樂朵產下雙胞胎，雲朵後頭也可以看見象徵赫拉女神的孔雀。

　　神話中有段阿波羅誕生的故事，最能說明埃雷圖亞女神的重要
性。先前提過阿波羅是宙斯與樂朵女神的兒子，而這兩人的結合當然
也逃不過赫拉女神的怒火，所以阿波羅的出生才會注定充滿了艱難。

　　天后赫拉對樂朵女神降下詛咒，禁止大地提供任何場所讓她分

娩，於是一直到分娩日過去，樂朵女神仍無法生產。從現代的角度來看，這就像是一名懷有雙胞胎的產婦在預產期過了一段時間後仍無法分娩一樣，但如果這種狀態長時間持續下去，將會危及產婦和胎兒的性命。

為了解決這個困境，四處尋找分娩地點的樂朵女神求助於在海上漂泊的提洛島（Delos）❷，最後終於在那座島上順利生下了孩子，據說這時宙斯偷偷指派了埃雷圖亞女神前去助產，但另有一說是先出生的阿蒂蜜絲突然長大，並幫助母親接生了阿波羅，因此之後她才又出現在幫助阿多尼斯誕生的故事中。

若用現代醫學的角度來解釋這個情況，我們可以視為是助產士對一名超過預產期的產婦進行引產，最後母子均安的成功案例。

或許埃雷圖亞並不是因為預見了未來才跑去協助樂朵女神，但沒想到在她的協助下，平安來到世上的阿波羅後來竟創建出了醫神家族的系譜，這實在是一個極為奇妙的巧合。雖然在古希臘時代，幫助產婦生產與阿斯克勒庇俄斯家族掌管的醫術被認為是兩塊毫不相干的領域，但阿波羅和阿斯克勒庇俄斯卻都是經過艱難的分娩過程才得以誕生，因此我覺得希臘神話似乎也在暗示著我們，人類孕育和誕生的歷程其實就是所有醫術發展的開端。

❷ 提洛島（Delos）：因為它是一座海上的浮島，所以被視為不屬於大地的範圍，它的實際位置就在土耳其與希臘之間的愛琴海上。

2

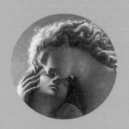

人類的疾病，
是神誕生的後遺症

神話中，除了描繪了人類的生老病死，
也描述了神祇間的愛恨情仇，以及他們受傷或生病的樣貌。
這一章將探討這些神話故事，對現代醫學產生的影響。

1
宙斯的頭痛

　　希臘神話故事的主角雖然是以長生不老的眾神為主，但其實這些神在許多方面都與凡人很相似，因此他們也會受到各種生理現象或疾病的折磨。除了眾神的故事之外，希臘神話中也同時描繪了人類從出生、長大、衰老到死亡，以及他們受傷或生病的樣貌。在本章裡，我們將透過現代醫學的視角來探討這些神話故事，首先，就來聊聊眾神之王宙斯遭受頭痛折磨的故事吧。

　　身為奧林帕斯十二主神之首的宙斯，大家都知道他的正宮太太是天后赫拉，但實際上，他的第一任妻子是泰坦神族中的聰慧女神密蒂絲（Metis）。雖然密蒂絲幫助宙斯坐上了眾神之王的寶座，但可惜的是她並沒有享受到王后的應有的地位及待遇。據說在密蒂絲懷孕時，宙斯聽見了一個預言，預言說：「密蒂絲生下的兒子會推翻父親奪取王位。」

　　同樣也是從自己父親手中奪下王位的宙斯，聽到這則預言後感到十分恐懼，心想著一定要除掉密蒂絲和她腹中的孩子。但是，想要欺騙聰慧女神哪有這麼容易呢？於是宙斯想到了一個詭計，他向密蒂絲

提議兩人來打賭，看誰可以施法將自己變得更小，於是興致勃勃的密蒂絲把自己變成了一隻蒼蠅後，宙斯就一口將她吞進了肚子裡。不過，被吞下肚的密蒂絲仍持續準備著生產事宜，最後她就在宙斯的腦袋裡生下了這個孩子。

這名孩子出生後，就企圖想從宙斯的腦袋中闖出來到外面的世界。各位可以想像一下，一個發育完全的孩子要從小小的腦袋裡跑出來的景象，勢必會在頭顱深處造成一股由內向外施加的巨大壓力，進而導致爆裂性的頭痛。

果不其然，宙斯突然感到頭痛欲裂，為了擺脫這份痛苦，他命令工匠之神赫菲斯托斯（Hephaestus）拿斧頭劈開自己的頭，而宙斯的頭被劈開後，一位全副武裝的女神就從裡面跳了出來，她就是戰爭與智慧的女神雅典娜。

在這段故事中，我們認識到了連神王宙斯都難以忍受的疾病——「頭痛」。實際上在病患經歷的各種痛症中，那種生平第一次出現的劇烈頭痛，其發生原因可能非常危險，因此醫生們在遇到這種症狀時都不敢大意。

這種劇烈頭痛的症狀通常被稱為「雷擊性頭痛」（Thunderclap headache），很有可能是因為腦出血、腦梗塞、腦炎、腦部腫瘤等原因所引起。若頭痛程度已嚴重到「必須用斧頭劈開頭部」來消弭的地步，那就表示大腦內部的壓力急遽升高，最具代表性的例子就是蜘蛛網膜下腔出血（Subarachnoid hemorrhage, SAH），這種出血症狀不僅會引發雷擊性頭痛，還可能會使病患突然陷入昏迷。

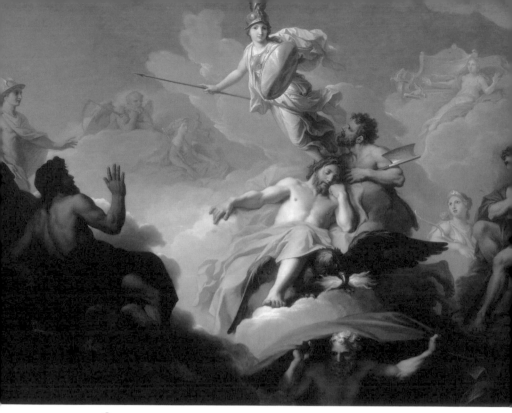

〈密涅瓦 ❶ 的誕生〉（17 世紀），赫內・安東尼・烏阿斯（René Antoine Houasse）
赫菲斯托斯拿斧頭劈開宙斯的腦袋後，全副武裝的雅典娜女神從中一躍而出的畫面。

　　在面對如此危急的狀況時，醫生人多會採取顱骨切開術
（Craniectomy）來降低顱內壓力，並盡可能將大腦的損害降至最小。

　　從現代醫學的角度來看，神話中宙斯的情況與因急性腦出血而接

---

❶ 密涅瓦：羅馬神話中象徵智慧、戰爭、工藝與月亮的女神。

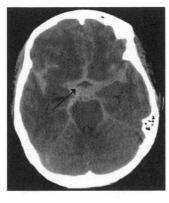

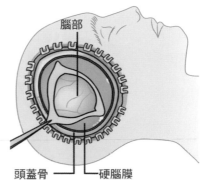

蜘蛛網膜下腔出血　　　　　　　　顱骨切開術

受顱骨切開術的病患非常相似。當然，這只是一段神話故事，所以才會在沒有消毒和麻醉的狀態下就用斧頭劈開了頭部，並且還發展出女神從腦袋中誕生的奇幻情節。

　　此外，雅典娜誕生後，有關那顆被斧頭劈開的頭是如何縫合起來的後續也完全沒有提到。

　　據說雅典娜從宙斯的腦袋蹦出來後，宙斯的頭痛就消失了，而密蒂絲則依舊留在宙斯的腦袋裡持續為他出謀劃策。

　　或許這段故事想表達的是，那種嚴重到想撬開自己腦袋的劇烈頭痛，其實並不亞於女性在生產時所經歷的陣痛。

　　總之，宙斯頭痛的故事與雅典娜誕生的傳說，就是希臘神話中記載的第一件外科手術治療案例。

2

克羅諾斯的嘔吐

如果說宙斯頭痛的故事記載了希臘神話中的第一場「外科手術」，那接下來的故事就是有關神話中第一次出現的「藥物」，這段的故事主角是克羅諾斯（Cronus）。

克羅諾斯是遠古時代的泰坦神族，他不但是宙斯的父親，也是上一代的眾神之王。他藉由推翻自己的父親天空之神烏拉諾斯（Uranus）登上了王位，而聽到自己也會被兒子推翻的預言後，他感到非常焦慮，為了解決心中的不安，每當妻子瑞亞（Rhea）一生下孩子，克羅諾斯就會把孩子吞下肚裡，試圖利用這種方式來保住自己的王位。

瑞亞傷心地看著五個孩子被丈夫吞掉，卻又再度懷上了第六個孩子，這次為了避免悲劇重演，她決定要使用障眼法。於是瑞亞一分娩後，就將嬰兒偷偷藏了起來，接著她用布包裹住一塊形狀、大小猶如嬰兒的石塊，假裝成是自己剛生下的孩子，遞到了克羅諾斯的面前。克羅諾斯不疑有他，以為石塊就是自己的孩子，便一口吞下了肚裡，所以瑞亞最小的兒子宙斯就這樣躲過了災難，平安長大。

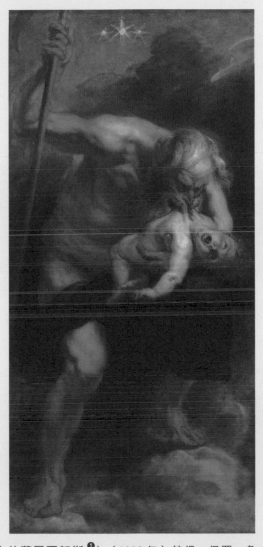

〈吞噬親生骨肉的薩圖爾努斯 **❶**〉（1636 年）彼得 · 保羅 · 魯本斯（Peter Paul Rubens）

---

❶ 薩圖爾努斯：克羅諾斯於羅馬神話中的名字。

後來瑞亞把宙斯交給了寧芙（Nymph）❷撫養，宙斯長大成人後，知道了自己的身世，就決心要與父親抗爭到底。不過光靠他自己並無法戰勝克羅諾斯，所以他必須找到其他幫手來合力對抗。

經過了一番苦思，宙斯決定要救出被父親克羅諾斯吞掉的兄弟姐妹，於是他跑去找聰慧女神密蒂絲商量，看看是否有拯救這些手足的方法，於是密蒂絲便替他調配了一瓶能讓克羅諾斯吐出所有孩子的催吐藥（Emetic medicine）。

最後，宙斯偷偷讓克羅諾斯服下了催吐藥，經過一陣劇烈嘔吐，克羅諾斯就把從前吞下的孩子全都吐了出來。

這五個獲救的孩子分別是赫斯提亞（Hestia）、赫拉、迪密特（Demeter）、波賽頓（Poseidon）與黑帝斯，他們原本應該是宙斯的哥哥與姐姐，但他們是先被父親吞下後再吐出來的，算是再次重生，所以從那之後他們就尊稱宙斯為大哥。

在現代醫學中，當病患喝下強酸物質企圖自殺時，就會使用催吐藥來清除胃裡的有害物質，而硫酸銅（Copper sulfate）與硫酸鋅（Zinc sulfate）等都是常見會引發嘔吐的化合物。

有些用於治療疾病的藥物，雖然不以誘發嘔吐為目的，但它的副作用也確實會引發嘔吐。

---

❷ 寧芙（Nymph）：希臘神話中的仙女統稱。

比方說，藥物中若含有多巴胺（Dopamine）類的成分（最典型的例子就是治療帕金森氏症的藥物），就會刺激延腦背面（Medulla）最後區（Area postrema）中的嘔吐中樞與化學受體觸發區，進而引起噁心與嘔吐。

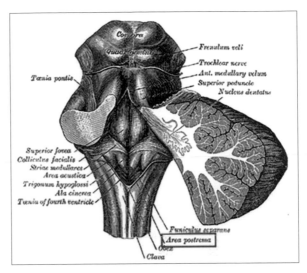

腦幹的解剖結構：最後區（Area postrema）位於延腦的背面（Dorsal surface）。

此外，希臘神話故事的背景圍繞在地中海地區，而那裡到處生長著黃楊木（Buxus microphylla）類的常青灌木，但黃楊木的花朵與果實中含有 Buxin、Buxinidin 等生物鹼成分，如果攝入量過度，就會引發嘔吐、腹瀉等症狀，讓人不禁猜想，克羅諾斯喝下的催吐藥中是否也加入這些成分。總之，聰慧女神密蒂絲所調配的催吐藥，正是希臘神話中第一次出現的藥物。

3

戴歐尼修斯的瘋狂

　　戴歐尼修斯（Dyonisos）是宙斯與底比斯公主塞墨勒（Semele）的兒子，在奧林帕斯十二主神中，只有他是半人半神的血統。說到他的誕生過程，可謂是非比尋常，因為赫拉非常嫉妒宙斯和塞墨勒之間的發展，於是她變身成公主的乳母，並慫恿公主向宙斯提出顯現「天神真身」的要求。塞墨勒聽了赫拉的話，就向宙斯請求：「如果你真的愛我，就請你以神的真面目來見我。」

　　也許你會疑惑，看見天神的真身會有什麼問題？要知道，在希臘神話中，當宙斯展現神的真實形象時，全身會散發出壓倒性的光芒與灼熱，若用現代科學來比喻，那就像是親眼目睹核彈在眼前爆發一樣。

　　因此聽到這個願望的宙斯非常驚訝，並懇求塞墨勒收回這個念頭，因為他不想讓心愛的女人白白死去。但塞墨勒是真心想知道宙斯到底是不是真的神，所以她沒有改變心意，反而變得更加堅持。

　　或許有人會問，反正只是一介凡人的願望罷了，直接忽略它不行嗎？但這裡存在一個很大的前提。因為宙斯深深愛著塞墨勒，為了討

好這位心上人，他曾以「斯提克斯河」（冥河）的名義起誓過，答應要實現公主所許的一切願望，而對著斯提克斯河立下的誓言最為神聖，任何人或神靈都不可違背。因此，儘管宙斯已預見了塞墨勒的命運，傷心歸傷心，但最終還是替她實現了願望。

最終，塞墨勒一償所願，當宙斯向她展現天神的真身後，她立刻就被熾熱的神光給活活燒死。我們在居斯塔夫·莫羅（Gustave Moreau）的相關畫作中也能清楚看到，人類在擁有絕對權能的神祇面前，那種既渺小又無能為力的樣子，而該作品散發出的森冷氣息，甚至讓人感覺有種「宇宙恐怖」（Cosmic horror）❶的詭譎氛圍。

於是在赫拉的誘騙下，塞墨勒被深愛自己的宙斯親手殺死，但當時她的肚裡已懷有小戴歐尼修斯，宙斯發現後立即從她焦黑的屍體中取出不足月的嬰兒，並將嬰兒縫進自己的大腿裡，等待他孕育成熟。若從現代醫學的角度來看，這就好比是將懷孕未滿三十七週就分娩的早產兒放入保溫箱中細心照顧一般。

平安出生的戴歐尼修斯為了躲避赫拉的迫害，從小就以男扮女裝

---

❶ 譯註：宇宙恐怖（Cosmic horror）：是由已故美國小說家洛夫克拉夫特（H.P. Lovecraft）創造的一種恐怖小說的子類別，相較於神怪、血腥或是驚悚元素，洛夫克拉夫特更加著重於使用讀者腦中深處的想像力來創造恐懼。他深信，在冰冷、浩瀚的宇宙中，人類的存在沒有任何的重要性。人類只能了解真實世界的冰山一角，有更多的東西是人無法理解甚至想像的。人的大腦沒有理解駭人真實的能力，如果不幸接觸到，最終只會招來自身的毀滅。此一類型後來被稱為「宇宙恐怖」。

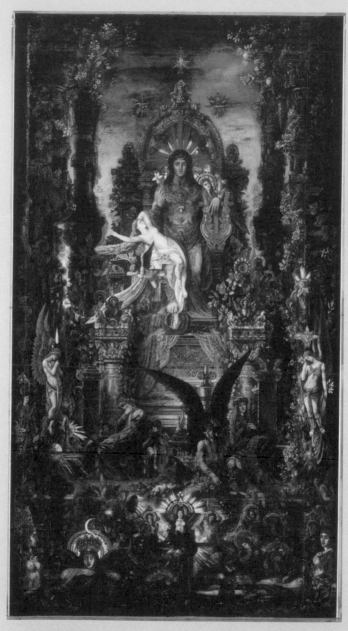

〈宙斯與塞墨勒〉（1894～1895 年），居斯塔夫‧莫羅（Gustave Moreau）

的方式來掩人耳目，他成年以後，不僅發明出釀製葡萄酒的方法，還培養了一群十分忠實的崇拜者。據說他在被奉為「酒神」之前，還曾因為赫拉的詛咒失去心智，逼得他只能在希臘各地四處流浪，後來遇見了希栢利（Cybele）女神，才將他的瘋病給治好。

戴歐尼修斯在希臘神話中也被認為是「瘋狂」的象徵，這除了與他曾被赫拉詛咒至發瘋有關外，也與他的崇拜者在酒醉後所舉行的祭祀儀式與慶典活動有關，據傳這些迷狂的酒神信徒喝醉後，會舉著火把在山野間四處遊蕩，同時還會將沿途所遇到的牲畜野獸全部給撕碎生吞。

而最具代表性的受害者當數底比斯國王彭透斯（Pentheus）。彭透斯在迫害戴歐尼修斯與其崇拜者的過程中，被一群包含自己母親與阿姨在內的狂熱女信徒給抓住，最後他像祭品一樣被撕成碎片，成為了這場天倫悲劇的主角。據說彭透斯的母親與阿姨將他誤認成一頭野豬，兩人撲上去就是一陣瘋狂撕扯，但無論彭透斯再怎麼哭喊哀求，她們也都沒有認出他來。

以上這段故事可以視為是一種隱喻，它暗示了人類的理性是如何徹底地被酒精所麻痺。酒精作為酒的主要成分，其作用與一種叫做GABA 的抑制性神經傳導物質（Inhibitory neurotransmitter）很相似，因此人在喝醉的狀態下，不僅反應速度會大幅下降，就連思考能力也會隨之降低。

如同我們在戴歐尼修斯的故事中所看到的，喝酒也能使正常人看起來像精神病患。

實際上，那些從年輕時就開始大量酗酒、社經地位低落又失業在家的獨居者，很容易就會因為酒精中毒而逐漸產生精神病的症狀。

基本上這與酒神崇拜者的情況非常相似，因為在戴歐尼修斯的信徒中就有許多人是屬於社會的底層或邊緣的群體，至於女信徒數量占大多數的這一點，則與古代社會的女性地位低落有關。

總之，過度的飲酒不僅會使中樞神經系統的多巴胺活性增加，也

被母親阿高厄殺害的彭透斯，
公元前 450 年左右。

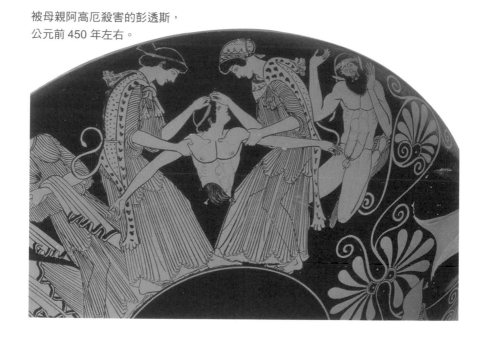

會造成多巴胺受體（Dopamine receptor）產生變化，進而讓人出現妄想、幻覺等症狀。不知道為什麼，這似乎可以用來解釋戴歐尼修斯的

信徒為什麼會把活生生的人類誤認為野獸並將其撕裂致死。

　　一般在探討酒精性精神病的成因時，經常會提及的一種酒就是苦艾酒（Absinthe）。事實上，若仔細觀察苦艾酒的成分就會發現，它並不是一款特別具有神經毒性的酒類。但儘管如此，苦艾酒的身上仍背負了許多與酒精性精神病有關的汙名，而這可能是因為它是慢性酒精中毒者最常買來狂飲的酒類之一。

　　維克多・奧利瓦（Viktor Oliva）於 1901 年所繪製的畫作〈喝苦艾酒的人〉，就如實地描繪出酒精中毒者的樣貌，而畫中那名綠色的女性幻影，除了是象徵因酒精所產生的幻覺外，它也同時代表著苦艾

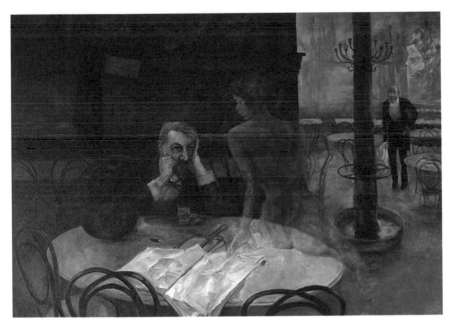

〈喝苦艾酒的人〉（1901 年），維克多・奧利瓦（Viktor Oliva）

酒那極為知名的經典暱稱「綠仙子」（Green fairy）。

　　雖然酒因為嚐起來香甜可口，因此被認為是神賜的禮物，但過度和錯誤的飲用卻會帶來瘋狂、喪失理智與酒精中毒等可怕的副作用，而這也是把美酒賜予人類的戴歐尼修斯被世人稱作「狂歡和放蕩之神」的原因。

　　即使在現代醫學中，酒也被公認為是一種非常令人頭痛的嗜好品，因為大量攝入酒精會導致神經系統受損，而長期酗酒者若突然停止飲酒，除了會產生酒精戒斷症候群，嚴重時甚至還會發生震顫性譫妄（Delirium tremens）❷等一系列的併發症。

---

❷ 譯註：震顫性譫妄（Delirium tremens）：約在停酒48～72小時後發生，病人注意力與記憶力變差、意識混亂、妄想、定向感障礙、激躁不安及產生幻覺等。

4

赫菲斯托斯的墜落事故

　　一提到「神」，許多人腦海裡都會浮現高大威武、完美無缺等正面的形象，但希臘神話中那些與人類相似的男女諸神們，其實並沒有想像中的那麼強大、那麼完美，甚至還會經常受傷。因此，這章我們就來聊聊一位因事故受傷而造成身體殘疾的神明。

　　一般而言，大部分的希臘諸神都被描繪成擁有美麗與健康的肉體，尤其像是太陽神阿波羅與美神阿芙羅黛蒂，他們在希臘神話中都被刻畫成外貌出眾、長相不凡，至今仍被認為是「美」的標準。但與這些形象完美的神大相逕庭，有一位神被形容得其貌不揚、奇醜無比，他就是工匠之神赫菲斯托斯。

　　赫菲斯托斯是天后赫拉的兒子，但關於他的真實身世卻有幾種不同的說法。有一說是赫拉與宙斯結合後一同生下了他；另一說是因為赫拉看到風流的宙斯不斷與人類女性搞外遇，還接連生下一堆私生子，於是怒不可遏的她就獨自生出了赫菲斯托斯。不過僅靠女性就能孕育子嗣這件事在現代醫學上是無法解釋的現象，而有鑑於這只是一段神話故事，就先姑且跳過不予討論。

此外，有關赫菲斯托斯的醜陋長相與跛腳瘸腿是否為天生的也有不同的說法，有人說他生來就是如此，也有人說他在出生時並無異常，是後來遭逢意外才造成殘疾。據傳有次宙斯在與赫拉吵架，赫菲斯托斯偏向母親幫她說了幾句話，勃然大怒的宙斯就一腳將他從奧林帕斯山給踢了下去，而他撞擊到地面後，也因此摔斷了腿。

赫菲斯托斯被宙斯從天界的奧林帕斯山踹下後，在天空中整整掉落了九天九夜，最後才墜落在愛琴海北部的林諾斯島（Lemnos）。他在觸地之時，不僅砸爛了臉部，還摔斷了一條腿，於是從此就變成了一個瘸腿的醜八怪。

目前還不確定希臘神話是否真的有用「醜八怪」來形容赫菲斯托斯，但或許在古希臘人的審美標準中，瘸子本身即代表著醜陋的形象（不喜歡健康但不完美的身體），所以古希臘人才會稱呼他為「醜八怪」。

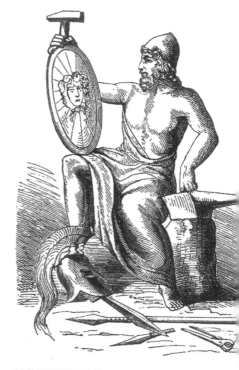

總之，若換作是普通凡人從極高之處跌落一定會當場摔死，但身為神的赫菲斯托斯卻能在墜地的衝擊中居然僅受了腿傷，甚至倖存下來。

赫菲斯托斯的形象

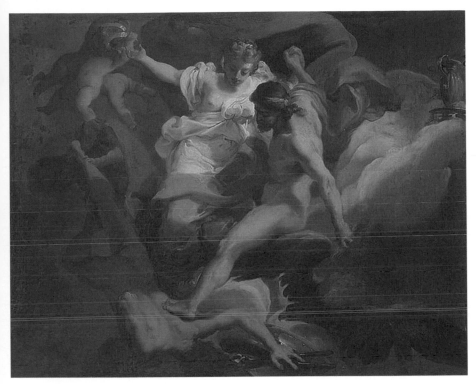

〈被宙斯驅逐的赫菲斯托斯 ❶〉（1761～1769 年），加埃塔諾・甘多爾菲（Gaetano Gandolfi）

　　這段描述「神會受傷」的內容我認為是合理的，因為希臘諸神的形象並非是無所不能的金剛之身，而是更接近於有血有肉的普通人。

---

❶ 赫菲斯托斯位於圖中的左下角。

儘管赫菲斯托斯摔斷腿後變成了瘸子，但技藝非凡的他仍被尊奉為奧林帕斯的十二主神之一，成為了希臘神話中的火神與工匠之神。

　　而赫菲斯托斯的身影也出現在各種各樣的神話故事中，但基本上都圍繞在他身為技藝精湛的工匠替諸神打造出各種神奇的兵器和配件，或是描寫他具有任意操控天火之力等內容。傳說中普羅米修斯送給人類的火種就是從赫菲斯托斯那裡所盜來的，而用來束縛普羅米修斯的鎖鏈也是由赫菲斯托斯所鑄造。赫菲斯托斯在羅馬神話中被稱為沃坎努斯（Vulcanus），英語中的「火山」（Volcano）正是源自他的羅馬名字。

　　除了赫菲斯托斯之外，希臘羅馬神話中還有兩個「人類」也同樣遭遇過墜落事故，他們分別是貝勒羅豐（Bellerophon）與伊卡洛斯（Icarus）。

　　貝勒羅豐是打敗奇美拉（Chimera）❷的著名英雄，而伊卡洛斯是建造出迷宮將米諾陶洛斯囚禁在內的偉大發明家代達洛斯（Daidalos）的兒子。

　　貝勒羅豐原本想騎著天馬佩加索斯前往眾神所在的奧林帕斯山，但這個舉動觸怒了宙斯，於是宙斯派遣了一隻牛蠅去叮咬佩加索斯，

---

❷ 奇美拉（Chimera）：也稱凱美拉，是一隻具有獅頭、羊身和巨蛇尾巴的神話怪物，也是生物學名詞「嵌合體」的語源，嵌合體是指由不同基因型的細胞所構成的單一生物體。

讓貝勒羅豐從天馬上摔落墜地。而伊卡洛斯與父親代達洛斯為了從高塔中逃脫,他們一起戴上了用蜜蠟和羽毛製成的翅膀(一種飛行翼),但途中因為伊卡洛斯飛得太高,導致翅膀上的蠟被太陽融化而掉進了海裡。

最後伊卡洛斯墜入大海中溺斃身亡,而貝勒羅豐雖然沒有摔死,卻變成了眼盲瘸腿的殘疾人士,此後在眾人的嘲笑中四處流浪,最終一個人孤單地死去。

這兩人的下場與身為神的赫菲斯托斯截然不同,他們受到墜落事故的影響,一個直接墜海喪生,一個變成殘廢後從此無法過上正常的社會生活。

在現代社會中,許多到急診室就醫的外傷患者都是因高處墜落所造成。對於人類來說,即使是從十公尺左右的高度墜落,也可能會造成包含頭、頸部損傷在內的全身多發性骨折,進而增加死亡的風險。

而赫菲斯托斯從天界墜落至地面時,儘管他有神祇的身分加持,但似乎還是造成了腿部與脊椎的骨折。在現實世界中,若不幸發生墜落事故,即使醫護人員已根據當下的受傷狀況,或骨頭、神經等損傷程度進行診治,但患者也仍然可能會因為各種後遺症,導致日後留下嚴重殘疾或甚至死亡。

5

希栢利與波賽頓的癲癇

癲癇（Epilepsy）是最常見的神經疾病之一，在民間俗稱為「羊癲瘋」。據統計，全世界約有四千萬人患有這種疾病。現代醫學透過包含腦電圖在內的各種醫學檢測方式發現，癲癇是由腦神經細胞暫時或持續地（較罕見）不規則的異常放電所引致，但在過去科技尚未發達的年代，這種疾病被認為是由「神祇」或「邪靈」所造成的現象。

癲癇其實是一個相當古老的疾病，它發作的樣子往往會使患者與周遭親友感到驚嚇與恐懼，也因此加深了它的神祕色彩。儘管在許多口傳文學、歷史文獻及各種藝術作品中都能看到有關癲癇的描述，但直到十九世紀發明出測量腦電波的技術之前，人們都無法得知該疾病的確切原因。

然而人類會本能地想對自己不了解的現象做出解釋，所以就逐漸將癲癇的病理機制歸因於「神靈」，並開始相信這是一種出自於神旨的疾病。但或許是因為如此，癲癇的英語「Epilepsy」就是源自古希臘文的「Epilambanein」，其原意是指「被抓住、被附身」的意思。由此可見，古代人認為癲癇是受到某種神靈的附體，是一種神所

降下的「神聖的疾病」（Sacred disease）。

在「醫學之父」希波克拉底活躍的那個時代，古代人相信癲癇患者的各種症狀分別是由不同的神靈所引起。

依照《希波克拉底文集》（*Hippocrates*）所記載的內容來看：「患者在發作（Seizure）時，若出現磨牙與右側肢體抽搐的行為，那肯定是受到希栢利女神的影響；若不斷發出像馬一樣的叫聲，則是受到海神波賽頓的影響。」

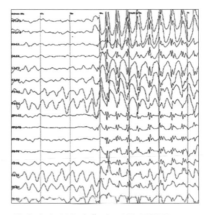

從癲癇患者身上觀察到的腦電圖

由於這段內容對於癲癇發作症狀有較為明確的描述，因此從現代神經科醫師的觀點切入，我們可以根據上述症狀來進行癲癇波（Epileptiform discharge）發生區塊的定位（Localization）。

從被認為是希栢利女神引起的發作症狀來看，例如磨牙所代表的自動症（Automatism）與右側肢體抽搐所代表的陣攣動作（Clonic movement），這些都是左側顳葉癲癇（Temporal Lobe Epilepsy, TLE）會出現的典型臨床表徵；而據說是海神波賽頓引起的「發出馬叫聲」，則很有可能是因為額葉癲癇（Frontal Lobe Epilepsy, FLE）才會出現這種發聲（Vocalization）的症狀。

尤其從「發出馬叫聲」的描述可以推測出，患者在發作時除了會大聲喊叫外，還會像馬匹在奔跑般舞動四肢，而這樣的臨床表徵與額

葉癲癇的症狀十分雷同。

若想探究希栢利和波賽頓為什麼會與不同的癲癇症狀有關，就必須進一步了解這兩位神祇在希臘神話中的相關故事。

希栢利原本是小亞細亞半島所信奉的大地女神，後來才被納入希臘神話之中。根據流傳下來的故事，有一說她是宙斯的女兒，但也有一種完全相反的說法，說她是宙斯之母瑞亞女神的別稱。但不管怎麼樣，這位女神一直到羅馬時代都備受人們尊崇。從希臘神話所描繪的內容來看，她是一位「不容許他人輕蔑不敬」與「具有引起和治癒瘋狂能力」的神祇。

在阿塔蘭塔（Atalanta）的故事中，可一窺希栢利是如何嚴懲那些對自己不敬的人。阿塔蘭塔是阿卡迪亞（Arcardia）的公主，有一回，她與丈夫在希栢利的女神廟交媾玷汙了聖地，希栢利在盛怒之下將兩人變成了一對獅子，並懲罰他們永遠都得替自己拉馬車。

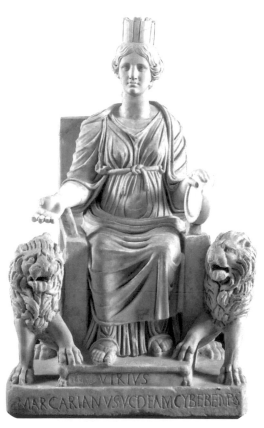

希栢利雕像——拉著希栢利女神馬車的那兩頭獅子，就是阿塔蘭塔與她的丈夫所變身而成。

當然，希臘神話裡大部分的神祇都會對玷汙或侮辱自己神廟的人予以重懲，但冷酷地將一國公主變成野獸，再讓她無止境地服上拉馬車的苦役，光是這個刑罰就足以充分地突顯希栢利對於大不敬者的嚴厲程度。

至於希栢利女神和瘋狂之間的關聯性，則可從一段描述她是宙斯之女的故事中看出。相傳希栢利是從眾神之王宙斯的精液中所誕生，她剛出生時就同時擁有男性和女性的生殖器，而希臘諸神對此皆感到十分詫異，於是就割下她的男性生殖器扔進了河裡，結果在那條河中誕生了一位名為阿提斯（Attis）的男子。由於他是從希栢利的部分肉體中所生出來的，因此也可將阿提斯視為是她的兒子。

然而命運總是捉弄人，後來希栢利居然愛上了自己的兒子。她為了不讓阿提斯移情別戀，於是就將瘋癲的精氣灌注到他的體內，而也有一說是因為阿提斯愛上另外一名女子，所以才被希栢利注入瘋癲的精氣。總之，陷入瘋狂的阿提斯，不料竟用石頭砸爛自己的生殖器，最後自殘而死，而兩人間的愛情故事也只能以悲劇收場。

雖然希栢利會像以上傳說所提及的帶來恐怖的瘋病使人致命，但相反地，她也曾展現過治癒瘋狂的神力。如同前面提過的酒神戴歐尼修斯，他被赫拉詛咒至失去心智後，只能在希臘各地四處流浪，直到有次他走進希栢利的神廟，才憑藉女神之力治好了自己的瘋病。而根據這些故事我們可以推測出，古代人相信希栢利是一位具有自由操縱瘋狂之力的神祇。

說完了希栢利女神的故事，接著就能來探討一下上述這些神話和被認為是希栢利引起的癲癇症狀之間的關聯性。實際上，左側顳葉癲

癇有時會使患者產生「癲癇所致的類思覺失調症」（Schizophrenia-like psychoses of epilepsy），雖然這個病名聽起來有點難懂，但意思就是指患者會表現出看似罹患思覺失調症（以前稱作精神分裂症）的異常行為，而伴隨這種類思覺失調症一起出現的右側肢體抽搐 ❶ 也會令人聯想到左側顳葉癲癇。

因此，我推測會不會是因為古希臘人經常目睹患者在發作時，除了有磨牙、右側肢體抽搐等行為外，還會同時出現如發瘋般的精神病症狀，所以他們才會將癲癇想像成是掌管瘋狂與嚴屬對待不敬之人的希栢利女神所造成，又或是她所降下的一種懲戒。

那麼波賽頓又是何種原因，導致被認為與「發出馬叫聲」的症狀有關呢？大多數的人都知道，波賽頓是希臘神話中最具代表性的十二主神之一，也是手握三叉戟負責統治七海的海神。

不過若只把眼光放在他是大海的主宰者，就無法看出他與癲癇之間的特殊連結。如果夠仔細閱讀希臘神話的話就會發現，原來波賽頓也被人們信奉為「馬匹之神」，而且在他身上還有許多與馬匹有關的故事。其中，最著名的故事就是他與戰爭女神雅典娜爭奪希臘雅典城的事件。

這兩位神靈為了搶當雅典城的守護者而爭吵不休，最後他們決定要聽取城裡居民們的意見。

---

❶ 右側肢體抽搐：一種肌肉反覆收縮和放鬆，看起來像顫抖的症狀。

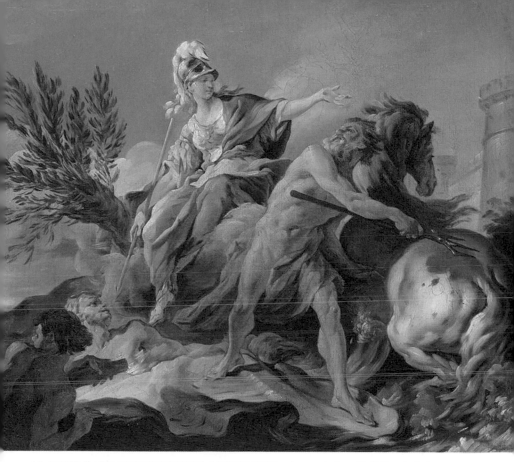

〈為了替雅典城取名而互相競爭的雅典娜與波賽頓〉（1748 年），諾埃爾‧哈爾（Noel Halle）

　　居民們討論後想出了一個辦法，那就是比賽哪位神靈能送給人民最有用的禮物，誰就能成為這座城市的守護神。在這場競賽中，雅典娜送給居民一棵橄欖樹，波賽頓則送出了一匹戰馬，結果居民們一致認為橄欖樹的幫助更大，所以就選擇了雅典娜作為城市的守護神。雖然波賽頓輸了這場比賽，但因為他是第一個賜予人類馬匹的神，所以

後來他也成為了馴馬師及賽馬的保護神。

除此之外，傳說中的神馬阿里翁（Arion）就是波賽頓與穀物和豐收女神迪密特所生，而據說會施展妖力將凝視其雙眼的所有生物化作石像的著名女妖美杜莎（Medusa），她與波賽頓也一同生下了天馬佩加索斯（Pegasus），由此可見，波賽頓與馬匹之間的關係真的非常緊密（也有一說佩加索斯是誕生於美杜莎被斬殺時所流出的血液中）。

基於以上種種緣故，波賽頓被人們信奉為「馬匹之神」，因此每當古希臘人看見癲癇患者在發作時發出像馬一樣的叫聲，就會認為這些症狀是由波賽頓所引起。

過去那些生活在神話時代的古代人，就是用這種方式來解釋疾病發生的原因，在沒有抗癲癇藥物（Antiepileptic Drugs, AED）的那個年代，人們只能向被相信是致病原因的神靈祈禱，以祈求疾病早日痊癒。雖然從現代的觀點來看，這種診療方法毫無意義，但我認為正是因為人類會不斷去探求病症的原因和應對方式，在經過世世代代、日積月累的努力下，才造就了當前這個時代的醫學診療發展。

6

厄律西克同的暴食症

現在正興起一股「吃播」[1]的熱潮，有越來越多的人僅憑藉著幾部大快朵頤猛嚼狂吃的吃播影片就快速躋身為人氣 YouTuber，而這股風氣甚至也帶動許多年輕人紛紛加入吃播 YouTuber 的行列。

有關吃播文化為何會如此盛行，其背後雖然有種種不同的因素，但此前我們先把心理學與社會科學對吃播文化的分析給拋在一邊，我先將希臘神話中的吃播祖師爺（其實只是個充滿病態的餓死鬼）介紹給各位認識。

厄律西克同（Erysichthon）是塞薩利亞的國王（也有一說是地主或富商），他雖然家財萬貫、富可敵國，但生性傲慢、目空一切，更過分的是，他還是個對任何神靈都相當不敬的瀆神者，而這也是希臘神話中人類最不該犯下的一種罪過。

---

❶ 吃播：直播吃食物模樣的節目。

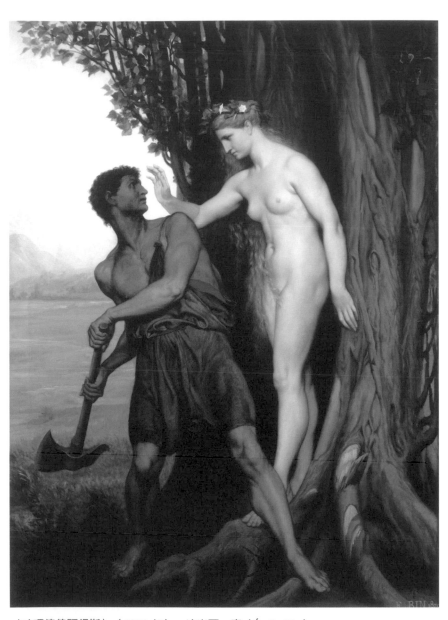

〈哈瑪德律阿得斯〉（1870 年），埃米爾・賓（Émile Bin）

有一次，厄律西克同為了擴大農用耕地的面積，決定要砍掉一片被獻給農業女神迪密特的巨大森林。但在這座森林的中央，有一棵被奉為女神木的巨大橡樹，樹上還掛滿了信徒們奉獻的花環，而厄律西克同看到後，竟毫不留情地將它砍倒。

然而這棵巨大的橡樹並非只是普通的樹木，它其實是樹精哈瑪德律阿得斯（Hamadryades）所幻化成的一棵聖樹。因此若執意對這棵樹下手，就擺明一定會得罪迪密特女神，所以厄律西克同的親友與僕人們就上前想阻攔他，而其中一位擋在樹前面的忠厚老僕人甚至還被斧頭砍死。不過儘管所有人都已盡了全力，但仍舊無法成功勸阻厄律西克同，最後他的斧頭還是落在了橡樹上。

不料當斧頭砍中橡樹時，樹幹中不僅流出了鮮血，甚至還發出了哀號聲，但厄律西克同並未停下手中的斧頭，最後在一陣猛捶猛砍下，橡樹只能應聲倒地。

而依附在其中的樹精在魂魄消失之前，對此降下了詛咒，她告訴厄律西克同：「這筆血海深仇，迪密特女神必定會替我討回！」森林裡的其他精靈與野獸看到樹精死去後，也開始一起放聲痛哭。而對於眼前所發生的一切，厄律西克同竟然完全無動於衷，也絲毫沒有任何悔意。可想而知，未來等待他的只剩下女神的懲戒。

迪密特得知此事後勃然大怒，於是她拜託一位平常絕不會打交道的神去懲罰這位不敬之徒，那位神就是饑荒女神利墨斯（Limos）。

利墨斯是神王宙斯與不和女神（或稱紛爭女神）厄里斯（Eris）的女兒，她獨自居住在寒冷的冰凍之地，是掌管貧瘠與飢餓的女神，相傳任何接近她的人都會感到難以忍受的飢餓，而迪密特正是想將厄

律西克同交由她來懲處。為了請她出手相助,迪密特派了一名寧芙仙女前去傳話,據說就連那位仙女在看到利墨斯時,也忍受不了那股可怕的飢餓感,只好站在很遠的地方傳達迪密特的請託,而後就速速離開了。

不久後,為了懲罰冒犯神明的厄律西克同,利墨斯離開居住之地來到了塞薩利亞。夜裡,她偷偷躲進厄律西克同的寢室,並趁他熟睡時,將自己與他的血液摻雜在一起後才悄然離去。

〈寧芙仙女替迪密特女神傳話給利墨斯〉(1606 年),安東尼奧・坦佩斯塔(Antonio Tempesta)

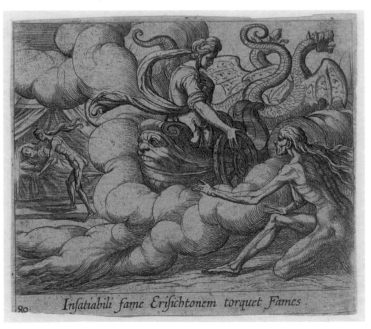

第二天早上，從睡夢中醒來的厄律西克同突然產生前所未有的飢餓感，於是他開始瘋狂地大吃大喝，但奇怪的是，他吃得越多就越感到飢餓。結果，儘管他已經把自己吃到了傾家蕩產，也依然無法滿足那無底洞般的食慾。

　　不過光是耗盡所有家產還不夠，厄律西克同甚至賣掉了自己的女兒墨斯特拉（Mestra）來換取糧食。

　　而與父親不同的是，墨斯特拉是個既誠實又善良的少女，據說波賽頓曾深愛過她，還賜予她變化形體的能力，因此每次她被賣出去後，都能變身成其他動物逃回父親的身邊。但是厄律西克同對於女兒的屢屢歸來並未感到驚訝，只是很高興能再次將她賣掉，於是他就以一再出賣女兒的方式來養活自己。

　　直到有一天，被賣掉的墨斯特拉比平時回來得要晚。但還沒等到女兒回來，就把食物吃光的厄律西克同仍然感到飢餓難耐，於是他開始啃食起自己的肉體。據說他從四肢開始，逐漸將全身的肉塊一一吃掉，而儘管他把自己吃到只剩下牙齒，也依舊擺脫不了飢餓的折磨。

　　故事中厄律西克同那種病態性的旺盛食慾，看起來與精神醫學科所面臨的暴食症非常相似。而暴食症的英語「Bulimia」，其語源來自Bous（公牛）與Limos（饑荒女神之名）這兩個字，意思是指「飢餓到足以吃掉一頭牛」。

　　雖然厄律西克同是因為褻瀆神明而受到詛咒，但根據他那病態性的食慾表現，我們多少可以間接窺知飲食障礙症（Eating disorder）所帶來的痛苦折磨。

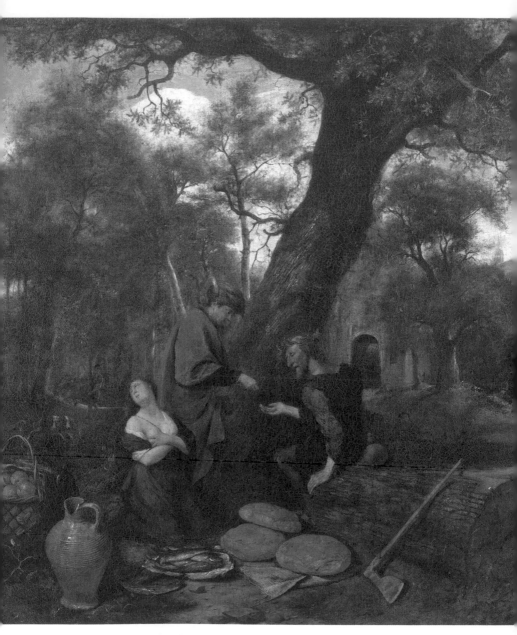

〈賣掉女兒的厄律西克同〉（1625 年），揚・斯特恩（Jan Steen）

實際上，現代醫學所診斷出的狂食症（Binge eating disorder）是一種無法控制食慾，導致會在短時間內大量進食的疾病；而神經性暴食症（Bulimia nervosa）的成因並不是因為飢餓，這種反覆發作的暴飲暴食主要是由情緒、壓力等心理因素所引起，而且患者在大量進食後，還會出現催吐、過度節食等補償行為。

　　雖然醫學上的狂食症或神經性暴食症，與厄律西克同在永無止境的飢餓感中所引發的暴食行為是完全不同的情況，但是它們給患者帶來的痛苦可一點都不亞於厄律西克同，所以還是有必要進行適當的治療。目前，現代醫學所診斷出的飲食障礙症，主要可透過認知行為治療與藥物治療獲得有效的控制。

7
九頭蛇海卓拉的中毒現象

　　希臘神話中有不少與諸神齊名的傳奇英雄，這些英雄透過與眾多的怪物交戰和參與各種各樣的戰鬥，向世人展現了他們奮勇搏鬥的英姿，光是跟著他們的故事讀下去，就能看見許多希臘神話中為人熟知的經典場面。

　　不過這些英雄雖然在神話中活得光彩奪目，但遺憾的是，大多數最後都以不同的方式迎來了悲劇性的結局，而且在這些悲慘的結尾中，還往往都能看到「毒物」的影子。因此，本篇我想與各位聊聊究竟這些英雄是敗給了哪種毒物。

　　若問起誰是希臘神話中最偉大的英雄，海克力士絕對是當之無愧的第一人。海克力士是宙斯與邁錫尼（Mykines）公主阿爾克墨涅（Alcmene）的兒子，這位半人半神的英雄天生就具有非凡的力量，力大無窮的他，小時候就能將赫拉女神派來咬死自己的毒蛇給直接徒手捏死。

　　由於海克力士在世時斬殺了許多怪物，又經歷過各種冒險，使

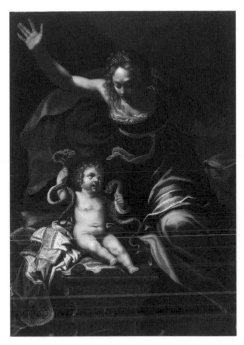

〈小時候的海克力士〉（1676 年），貝爾納
迪諾・梅（Bernardino Mei）

他成為了全希臘無人不曉的大人物。尤其是他克服了十二項嚴峻的試
煉，對一般的英雄來說，那每道難關都堪稱是無比光榮的豐功偉業。
而在這十二項試煉中，有兩項特別膾炙人口，一個是他徒手就勒死了
一頭刀槍不入的巨獅 ❶，另一個就是他制伏了頭被砍掉後還能再生的

---

❶ 巨獅：又稱尼米亞獅子，性格凶猛殘暴，棲息於尼米亞一帶。

九頭蛇海卓拉（Hydra）。憑藉這些輝煌的事蹟，海克力士展現了任何希臘英雄都無法比擬的英勇氣魄。

特別是與海卓拉的那一場鏖戰，對海克力士來說也是極為艱鉅的任務。雖然海卓拉的頭被砍掉後又會重新長出，但海克力士最後以火焰燒灼其斷頸的切口，使頭無法重生，再將中央那顆「不死的蛇頭」一刀砍下，並以巨石壓入地底後，才好不容易剷除了這個禍害。

由此可見，海卓拉確實是連向來都能完美取勝的海克力士都感到棘手的神話怪物。此外，誰也沒想到這場苦戰竟為日後海克力士的慘死悲劇埋下了伏筆。

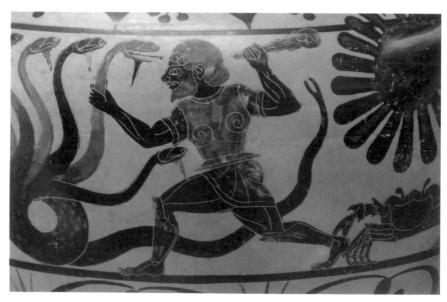

海克力士與海卓拉

後來，克服了重重磨難的海克力士，與另一位神話英雄麥萊亞戈（Meleagros）的妹妹黛安妮拉（Deianeira）❷結為了連理，原以為從此就能過上安穩的日子，但最後他卻死在自己妻子的手中。

為了迎娶黛安妮拉，海克力士在招親決鬥中打敗了競爭對手河神阿刻羅俄斯（Achelous）。在帶著嬌妻回家的旅途上，他與黛安妮拉來到了河畔，正當他們準備要渡河時，半人馬涅索斯（Nessus）忽然現身並聲稱自己願意幫助他們。於是涅索斯讓黛安妮拉騎在背上送她過河，不料當走到河中央時，涅索斯突然心生淫念，企圖要將黛安妮拉綁架帶走。

率先渡河的海克力士在對岸看見後，就抽出沾有海卓拉毒液的弓箭射死了涅索斯，中了毒箭的涅索斯心有不甘，在臨死前給這對夫妻種下了一顆懷疑的種子。他告訴黛安妮拉說：「若有朝一日海克力士愛上別人，將我的血塗抹在衣服上，讓他穿上後就能使他回心轉意。」話說完後，他才嚥下了最後一口氣。

在下一頁（P.78）諾埃爾·夸佩爾於十七世紀左右所繪的畫作中，就精準地捕捉到了這段故事的精髓。在這幅作品中可以清楚看到，因綁架劫持嚇得花容失色的黛安妮拉，與滿臉憤怒追趕在後的海克力士，以及被毒箭射中血流不止的涅索斯，他在臨死前還暗示要在衣服上塗抹血液的樣子。

---

❷ 黛安妮拉（Deianeira）：名字有「傷害丈夫的女人」之涵義。

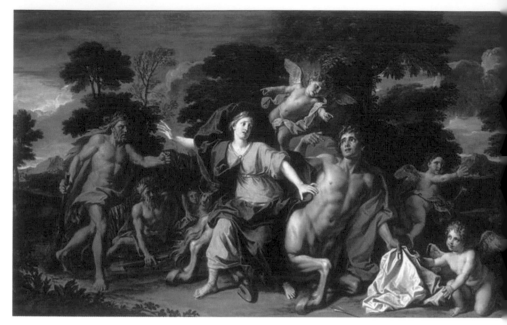

〈海克力士，黛安妮拉，半人馬涅索斯〉（17 世紀左右），諾埃爾·夸佩爾（Noel Coypel）

　　單純的黛安妮拉信以為真，就將涅索斯之血當作是召喚愛情的靈藥保管了起來，沒想到不久後，這瓶「愛情靈藥」竟真的派上了用場。

　　完成了十二項試煉後，海克力士聽說奧卡利亞王國（Oechalia）❸在為伊歐萊（Iole）公主舉行招親大會，於是他前去參加了那場射箭比賽。

　　結果，獲勝的海克力士將依約迎娶公主的消息傳回了黛安妮拉的

---

❸ 奧卡利亞王國（Oechalia）：位於古希臘的色雷斯地區。

耳中，而更殘忍的是，根據習俗，她得親自替海克力士準備他與伊歐萊結婚時所穿的禮袍。總之，得知丈夫將與其他女子結婚的消息後，黛安妮拉震驚不已，於是決定拿出涅索斯之血來挽回丈夫的心。

婚禮當天，她將涅索斯之血塗在禮袍上，不知情的海克力士穿上之後，血液裡的海卓拉毒液滲入肌膚，他開始感到全身猶如火燒般的疼痛。痛苦不堪的海克力士突然發狂暴走，連一旁的侍衛都給扔飛了出去，儘管他不斷地掙扎想脫下身上的禮袍，但禮袍就像黏在皮膚上怎麼都脫不下來，原來是因為海卓拉毒液早已使他的皮膚與布料融為一體。

最後，海克力士只能將禮袍連著皮膚一同扯下，但疼痛卻沒有因此停止，看到這一幕的黛安妮拉這才意識到，自己不但中了涅索斯的圈套，還害得丈夫生不如死，於是她就在絕望中結束了自己的生命。

雖然痛苦萬分的海克力士也想一死了之，但無奈他是擁有宙斯血脈的半神之子，且剛出生時又吸吮過赫拉的奶水，因此不會如此輕易地死去。不過他並不想永遠承受這樣的痛苦，於是他爬上歐伊塔山（Oita），躺在一座巨大的火葬堆上，並命人點火燒死自己。在熊熊燃燒的火焰中，他祈求宙斯收回他的不死之身，最終才得以如願解脫。

上述故事所出現的「海卓拉毒液」，是希臘神話中常被提到的一種劇毒物質。考慮到海卓拉是一頭超級巨大的九頭蛇怪（另有一說是水蛇），可以將牠的毒液想像成是某種毒性極強的蛇毒。實際上，在與自然環境接觸較多的遠古時代，應該常會有人被蛇類等野生動物攻擊而毒發身亡。不僅如此，古代人也會把蛇毒塗抹在弓箭與大刀上，製作成具有毒性的武器以運用在戰爭或狩獵之中。

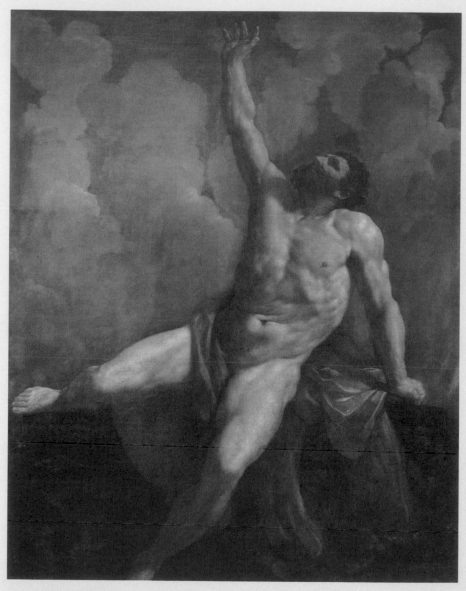

〈在火葬堆上的海克力士〉（1617 年），圭多・雷尼（Guido Reni）

蛇毒大致可分為神經性毒與出血性毒，顧名思義，前者會引起神經麻痺，後者則會造成血流不止。蛇的毒液一般是經由被毒牙刺破的傷口流入體內使獵物中毒，而弓箭與大刀上的蛇毒也同樣是透過傷口來侵入人體。不過像海克力士的故事那樣，被塗在衣服上的蛇毒滲入肌膚而導致死亡的案例，實際上不太可能發生。海克力士的故事可能只是一種文學上的手法，主要是用來強調神話中海卓拉毒液的致命威力，並藉以展現海克力士那悲劇性的結局。

當然，在非蛇毒的毒性物質中，確實有些種類會透過皮膚滲入體內而引起中毒症狀。最具代表性的就是第一次世界大戰中所使用的芥子毒氣（Sulfur Mustard，亦簡稱芥子氣）。這種由德國科學家所發明的有毒物質，當時是以戰鬥機投擲毒氣彈的方式大量施放於戰場上。人類若是暴露在這種毒氣中，皮膚上不僅會長出大顆水疱，嚴重時甚至會造成全身三度灼傷，且根據暴露部位的不同，還可能會造成眼睛失明、肺水腫，或因皮膚病變導致二次感染而死亡，是一種毒性極強的劇毒物質。

在約翰・辛格・薩金特的畫作〈毒氣之後〉（Gassed）中（P.82～83），我們可以看到雙目失明行走在畫面中間與下方倒地不起的士兵們，這些悲慘的戰場景象都充分展現了芥子毒氣的可怕。此外，從這些痛苦不堪的士兵身上，似乎還能看到海克力士躺在火葬堆上那哀求解脫的樣子。

雖然古希臘時期並不存在芥子毒氣這種人工合成的化學物質，但從海克力士痛苦的死亡過程來看，其毒性與吸收方式都與故事中出現的毒液最為相似。

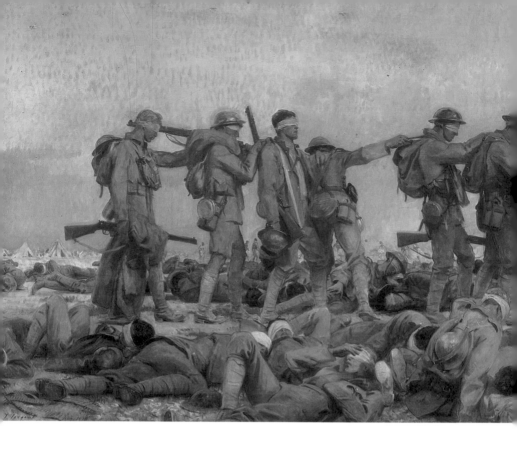

　　在神話中將海克力士逼上絕路的蛇毒，在現代則可透過萃取出特定成分製成機能性化妝品來使用，例如韓國品牌「Sovenom」的產品就是利用日本蝮（Gloydius blomhoffii）蛇毒中的惰性成分來達到除皺與美白皮膚的效果。若是讓穿上毒禮袍而死去的海克力士知道了這件事，我想他大概也只能露出無奈的苦笑吧。

　　另一位因毒物而死的偉大英雄就是特洛伊戰爭中的阿基里斯，他是希臘城邦佛提亞（Phthia）的王子，母親是海洋寧芙 ❹ 忒提斯。

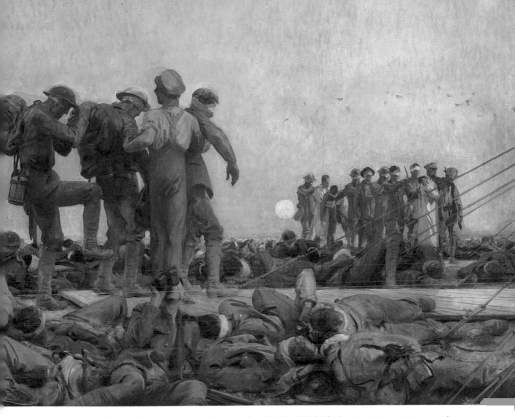

〈毒氣之後〉（1919 年），約翰‧辛格‧薩金特（John Singer Sargent）

　　阿基里斯剛出生時，忒提斯希望能賜予他長生不老的神力，就將他浸泡在斯提克斯河（Styx）的河水中（另一說是將他放入天火中燃燒，以燒毀其身上塵俗部分使他永生不朽），但此時忒提斯以手抓住了他的腳後跟，而沒泡到水的腳後跟，就成了阿基里斯唯一的弱點。

---

❹ 海洋寧芙：並非一般的寧芙仙女，她們是泰坦神族涅柔斯的女兒。

雖然阿基里斯沒有獲得完美的不朽之身，但他長大後仍然成為了一名出色的戰士，後來在聽聞他英勇事蹟的希臘將領請求下，他參與了特洛伊戰爭。就這樣，參與特洛伊戰爭的阿基里斯斬殺了無數名特洛伊的將帥、士兵，以及其盟軍的戰士，為希臘聯軍的勝利立下了最大功勞。

　　被阿基里斯殺死的著名戰士包括：特洛伊的大王子和最強戰士赫克托爾（Hector）、亞馬遜族的女王潘賽西莉亞（Penthesilea）以及衣索比亞的國王門農（Memnon）等。由於這每一位都是非常優秀的戰士，所以失去這些大將的特洛伊城只能在戰爭中處於劣勢。

　　在歷經長達十年的戰爭後，特洛伊和希臘雙方都已感到精疲力盡。有一次，阿基里斯前去參加了赫克托爾的葬禮，他看到特洛伊公主波麗西納（Polyxena）後，就對她一見鍾情，於是他向特洛伊城表達想迎娶公主的心意。

　　但被愛情沖昏頭的阿基里斯卻怎麼也想不到，特洛伊王室竟將這場婚禮當成是替死去的王兄赫克托爾報仇的機會，他們竟開始策劃要暗殺阿基里斯。

　　為了探尋刺殺「希臘第一勇士」阿基里斯的方法，帕里斯（Paris）與波麗西納來到了阿波羅神廟祈禱，而始終站在特洛伊這邊的太陽神阿波羅便降下神諭，將殺死阿基里斯的方法告訴了他們，神諭說：「用箭射向阿基里斯的腳後跟，那就是他唯一的弱點。」

　　得知阿基里斯的弱點後，帕里斯就趁他還沉浸在即將成婚的喜悅時，以毒箭射中他的腳後跟，成功殺死了阿基里斯。

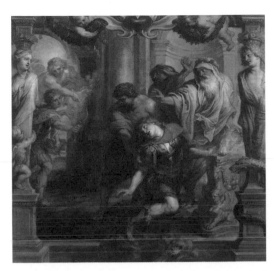

〈阿基里斯之死〉（1630～1635 年），彼得・保羅・魯本斯

令人感到諷刺的是，用毒箭射死阿基里斯的帕里斯，後來竟也被希臘聯軍尋來的「海克力士毒箭」給射死，而箭上毒物正是先前所提到的海卓拉的毒液。不過此時的帕里斯與海克力士不同，他其實還有繼續活下去的機會，因為他的前妻寧芙仙女俄諾涅（Oenone）❺知道解毒的方法。

---

❺ 俄諾涅（Oenone）：帕里斯愛上海倫這位古希臘第一美女之前迎娶的妻子。

於是面臨死亡危險的帕里斯聯繫了俄諾涅，傷心欲絕的俄諾涅起初並未回應他的呼喚，但後來或許是因為舊情難忘，她就啟程前往了特洛伊去拯救帕里斯。

不過那時的帕里斯早已毒發死去，陷入絕望的俄諾涅止不住悲傷，最後也了斷了自己的生命。

現代英語中「毒物」一詞「Toxin」就是源自古希臘文「Toxicon」這個字，其原意是指「弓箭」，這可能是因為古人常將毒箭作為武器使用的緣故，而從本篇故事中，兩位英雄皆因毒箭而死的這點來看，不得不說這真是一個意味深長的詞彙啊！

8
提托諾斯的衰老悲劇

　　半人半神的海克力士被海卓拉的毒液所毒害，痛苦不堪的他最終
選擇了死亡；腳後跟沒泡到斯提克斯河的阿基里斯則被毒箭射中了跟
腱（阿基里斯腱），最後也因此而悲慘地死去，像這樣描述生與死、
不朽與永生的故事內容就經常會出現在神話之中。那麼，如果一個人
永遠不死，只是不斷地衰老下去的話，會變成什麼樣呢？本篇我就來
為各位講述一則有關老化的故事。

　　特洛伊的王室成員中出了不少帥哥美女，如同前一篇所提到的帕
里斯與波麗西納，而特洛伊的另一位王子提托諾斯（Tithonus）也是
個以英俊聞名的俊美少年，或許是他的長相特別出眾，提托諾斯受到
了黎明女神厄俄斯（Eos）的喜愛。

　　當然，神明與凡人之間的愛情注定是不對等的，所以他們不像現
代人一樣是先見面認識再開始交往，而是厄俄斯直接將提托諾斯給綁
架帶走，使他成為了自己的丈夫。

　　不過，壽命有限的人類豈能與長生不老的神明長相廝守？對此感

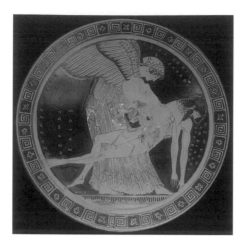

擄走提托諾斯的黎明女神厄俄斯

到惋惜的厄俄斯就向眾神之王宙斯懇求，希望他能賦予愛人不朽的生命，而宙斯最終答應了厄俄斯的請求。

儘管願望實現了，後續卻出現了一個漏洞，因為宙斯雖然賜予了提托諾斯不朽的生命，但卻沒有阻止他的肉體繼續變老。

無人知曉為什麼宙斯只替厄俄斯實現了一半的願望，但這似乎是神話中經常出現的一種對人類慾望的警告，難道是想教導人類切莫再恣意妄想著永生不朽嗎？

總之，一切就如厄俄斯所願，僅獲得「永生」的提托諾斯雖然永遠都不會死，卻仍會一天天地逐漸衰老。起初，厄俄斯還很高興能和提托諾斯永遠在一起，但當提托諾斯變成一個枯萎乾癟的老人後，厄俄斯竟開始對他感到厭煩。真沒想到希臘羅馬諸神的愛情竟會如此淺薄，真的與人類非常相似……

最後，老得走不動的提托諾斯被厄俄斯囚禁在宮殿裡的一間房間，只能獨自寂寞地躺在床上，自顧自地不斷發出咿咿啊啊的怪聲。

據說在過了一段很長的時間後，再次回到宮殿的厄俄斯起了憐憫之心，於是她就將提托諾斯變成了一隻蟬或蟋蟀。

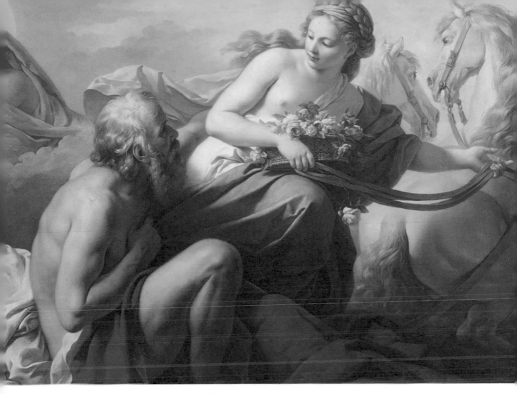

〈向提托諾斯告別的奧羅拉〉（1763 年），路易‧路一尚一法蘭蘇瓦‧拉格瑞尼
（Louis-Jean-François Lagrenée）

　　法蘭蘇瓦‧拉格瑞尼的作品〈向提托諾斯告別的奧羅拉〉❶ 就描繪了老邁的提托諾斯與厄俄斯的形象，在這幅畫中，厄俄斯女神為了要開啟天門讓黎明降臨大地，正準備駕著馬車去履行自己的職務，而年老體弱的提托諾斯似乎在向她抱怨，希望她不要離開。

---

❶ 奧羅拉：厄俄斯在羅馬神話中的名字。

而畫面的左上方還能看到在黎明破曉時會消失離去的黑夜女神尼克斯（Nyx），這種將提托諾斯與黑夜女神擺在同一側的描繪手法十分耐人尋味，因為它似乎在暗示著我們，衰敗老去的提托諾斯彷彿已走入人生的「黑夜」，這樣的他注定無法再與黎明女神長相廝守下去。

　　古希臘人平均壽命為 28 歲，他們很有可能沒見過太多可以活到非常高齡而死於老年疾病的人。當然，那個時候肯定也會有人活得比較長壽，所以便可以透過外觀如提托諾斯般已出現一定老化程度的人來觀察老年人的狀況。

　　在進入現代之後，隨著人們的平均壽命增加，臨床上也開始出現許多退化性疾病。而其中，最具代表性與老化相關的神經退化性疾病（Neurodegenerative Disease），就是阿茲海默症（Alzheimer's Disease,AD）和帕金森氏症（Parkinson's Disease,PD）。

　　阿茲海默症是一種以記憶力衰退為主要症狀的失智症，主要是由於一種被稱為 β 澱粉樣蛋白（Beta-Amyloid）的物質在腦內大量堆積所致，是目前全球最常見的神經退化性疾病。

　　帕金森氏症則是因為分泌多巴胺（一種興奮性神經傳導物質）的中腦黑質區不正常聚積 α 突觸核蛋白（Alpha-Synuclein），而導致製造多巴胺的神經細胞死亡所引起的一種疾病。當這些神經細胞死亡後，將使得多巴胺的分泌減少，人體就會出現行為遲緩、肌肉僵硬、手腳顫抖或步行困難等症狀。帕金森氏症是僅次於阿茲海默症的第二大常見神經退化性疾病。

　　看到提托諾斯衰敗老去的模樣，就不禁令人聯想到這兩種疾病。例如，不良於行就像是患有帕金森氏症，而不斷發出咿咿啊啊讓人聽

不懂的怪聲，則像是阿茲海默症所引起的失智現象。現代醫學不僅會透過這些神經退化性疾病的症狀對患者進行診斷，同時也正在努力開發治療方法以減緩病程發展或維持正常機能。

此外，醫學界還不斷在研究可預防疾病發生或是逆轉疾病的相關療法。當然，對於古代人來說，衰老只是一種無法避免的宿命，所謂的長生不老，則是眾神才能擁有，是一種不會隨意賜予人類的恩寵。

再回頭看看故事中的提托諾斯，他變得衰老不堪之後，就連厄俄斯女神也不知該拿他如何是好，只能無奈地將他囚禁在房間裡。

雖然非常遺憾，但對於部分神經退化性疾病晚期患者的症狀，即使在現代也沒有任何治療或改善的方法，在很多情況下，除了給予基本照護使患者不致染上肺炎或產生褥瘡外，也無法再提供其他進一步的醫療協助。

而或許在對這類疾病還沒有什麼概念的古代，對老年患者的照護知識應該更加缺乏，因此可能會經常發生像提托諾斯這樣被棄之不顧的情況。

然而神話時代早已結束，生活在人類時代的我們必須開發出能夠幫助患者的治療方法，也要努力讓難以治療的病患有尊嚴地走完人生的最後一程。

9

幻化為花朵之少年們的
致命外傷

　　目前韓國 10 ～ 20 歲年輕人的最主要死因，很遺憾地，第一名是自殺，其次是癌症，第三名則是交通事故 ❶，之所以會有這樣的結果，或許是因為現代社會中的諸多壓力，在無形之中助長了年輕人的自殺行為。

　　那麼古希臘年輕人的最主要死亡原因是什麼呢？由於自殺在那個時候被認為是一種罪孽，而且與現在相比，他們從很早開始就必須作為成人去參與各種社會活動，所以可能是其他原因而死亡，可能是死於比現代更普遍的傳染疾病，也可能是在戰火紛飛的時代在戰場上負傷而死。

---

❶ 根據 2019 年南韓統計廳資料所計。

總之，考量到他們正處於活潑好動的年齡層，因此他們是因為外傷死亡的可能性相當大，同時在神話中，我們也能找到幾段少年們因事故造成外傷而逝去的故事。

雅辛托斯（Hyakinthos）是斯巴達的一位王子或貴族，也是一名以相貌著稱的美少年，他絕世的美貌，就連男神中最英俊的太陽神阿波羅也為之傾倒。互相愛慕的兩人經常出雙入對、形影不離，一同度過了許多美好時光。雅辛托斯的身體非常強健，他不僅能跑得像獅子一樣快，也是一名擲鐵餅的高手。

因此，雅辛托斯時常會與阿波羅玩擲鐵餅，但令人感到荒謬的是，這個有趣的遊戲卻導致了他的死亡，而其中竟也與嫉妒之心有關，因為另一位神祇也對雅辛托斯傾慕不已，他就是西風之神齊菲兒（Zephyros）。

雖然齊菲兒也想與阿波羅一樣帶著雅辛托斯遊山玩水，但雅辛托斯卻不願和他親近，這讓西風之神的妒火越燒越旺，要知道越是得不到的東西，就越會讓人更加渴望。後來有一天，阿波羅和雅辛托斯一如往常地玩著擲鐵餅，正當阿波羅將鐵餅擲向雅辛托斯時，躲在一旁偷看的齊菲兒突然掀起一陣狂風，使飛出去的鐵餅改變了方向。

結果，鐵餅朝著意外的方向飛去，最後竟砸中雅辛托斯的額頭使他失去了知覺，阿波羅看見滿頭鮮血的雅辛托斯昏倒在地，便驚恐地衝上前去，並立刻拿出醫神的本領，將百合敷在傷口上以止住出血（據說百合有止血效果）。但即使這麼做，仍無法使雅辛托斯的傷口痊癒，最後雅辛托斯就死在了阿波羅的懷裡，而他死去時那長髮垂落的模樣，宛如一朵被殘酷折斷的百合花。

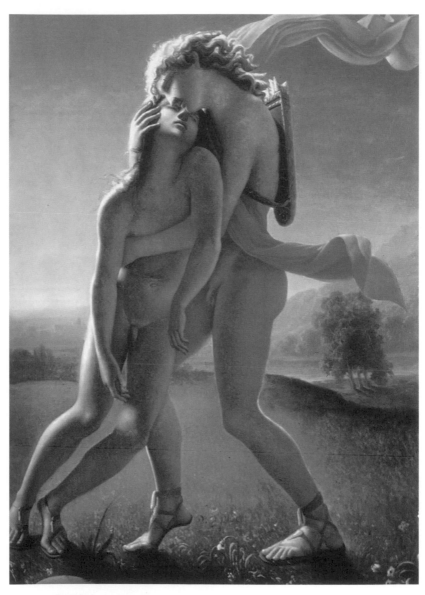

〈雅辛托斯之死〉（1801 年），讓・布羅克（Jean Broc）

據說這一幕發生時，阿波羅悲痛欲絕，而此時在雅辛托斯倒下的血泊中，長出了一種花形神似百合，但顏色要比「泰爾紫」（Tyrian purple）❷還更為美麗的紫色花朵，於是阿波羅就以「雅辛托斯」來命名它，直到現在人們仍稱它為「風信子」（Hyacinthus）。

從雅辛托斯死於意外的故事中，就能一窺古希臘時代外傷治療概念的局限性。事實上，若頭部遭受嚴重的外傷，即便外表有大量出血也未必會喪命，因為真正會導致死亡的是「顱內出血」。因此，儘管阿波羅替雅辛托斯止住了額頭上的出血，但如果不對頭蓋骨內的出血進行治療，那雅辛托斯終究還是會死去。

像雅辛托斯這樣頭部受到撞擊後，在短時間內死亡的情形，很有可能是產生了大量的硬腦膜上出血（Epidural hemorrhage）。

硬腦膜上出血是非常急促且危險的病症，在現代也會因為交通事故或暴力毆打等，使頭部受到直接外傷而引發，它會在短時間內使病患出現失去意識、半身癱瘓或昏迷等神經學症狀後，造成病患死亡。

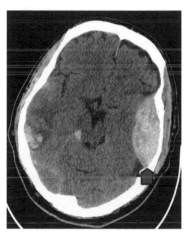

硬腦膜上出血的實際情況

---

❷ 泰爾紫（Tyrian purple）：是一種紅紫色的天然染料。

在現代醫學中，當病患出現這些症狀時，就會使用頭部電腦斷層掃描（CT）來確認病灶位置並為其進行緊急手術。如果雅辛托斯也能借助現代醫學獲得適當的治療，或許他就不會幻化成花朵，而是可以繼續存活下去。

另一個因為外傷死亡的案例，可以從阿多尼斯（Adonis）的故事中找到。阿多尼斯是賽普勒斯（Cyprus）公主斯米爾娜（Smyrna）的兒子，他的出生則是一段令人遺憾的故事。

坊間流傳的傳說有兩種版本：一說是斯米爾娜受到美神阿芙羅黛蒂的詛咒，才與自己的父親生下了阿多尼斯；而另一說是斯米爾娜的父親基尼拉斯國王（Cinyras）受到了詛咒，本篇背景採用的則是第一種版本。

因為斯米爾娜經常在美神阿芙羅黛蒂面前誇耀自己的美貌，而這樣的舉動想當然耳，惹怒了阿芙羅黛蒂，於是憤怒的阿芙羅黛蒂就命令兒子厄洛斯將愛情的金箭射向了走在父親身旁的斯米爾娜。

後來，迷戀上父親的斯米爾娜竟欺騙父親並與他發生了一夜情，最後就這樣懷上了阿多尼斯。雖說這一切都是因為女神的詛咒，但斯米爾娜的確是做出了不該犯下的亂倫行為。

斯米爾娜的父親得知實情後，憤怒到想要把她大卸八塊，因為他無法饒恕讓自己犯下亂倫大罪的女兒。為了躲避父親的追殺，斯米爾娜只能遠走他鄉，但在躲藏了將近九個月之後，她感到自己再也撐不下去，卻依舊害怕隨時會被父親所殺，於是她祈求眾神給她一條不活也不死的生路，有位神靈聽見後感到相當惋惜，因此就將斯米爾娜變成了一棵沒藥樹（Myrrh）。

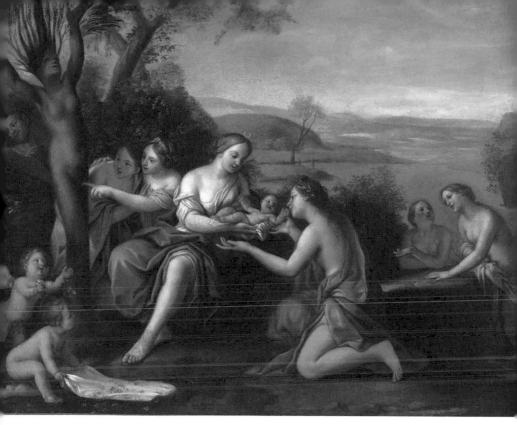

〈阿多尼斯的誕生〉（1690 年），馬爾坎托尼奧 · 弗朗西斯奇尼

　　後來，當我得知原來沒藥樹具有抗菌作用可用於防止屍體腐爛，而人們會取其樹脂製作葬禮使用的物品時，才發現這背後所代表的深意實在是耐人尋味！

　　由於當時斯米爾娜已經身懷六甲，所以她被變成樹木後，就在月亮和森林女神阿蒂蜜絲的協助下生下了一個兒子，而那名孩子就是阿多尼斯。

　　或許是因為遺傳了母親的美貌，阿多尼斯長大後也成為一個英俊

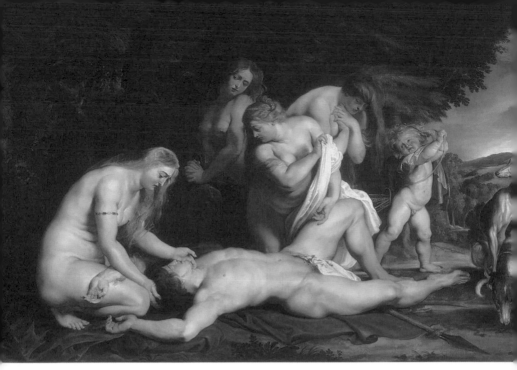

〈阿多尼斯之死〉（1614 年），彼得‧保羅‧魯本斯

帥氣又人見人愛的美少年，就連美神阿芙羅黛蒂也為他神魂顛倒。真沒想到女神竟會愛上被自己詛咒的女人所生的兒子⋯⋯只能說這一切都是命運的捉弄！

　　阿多尼斯生性好動，氣血方剛，平時喜歡外出狩獵，阿芙羅黛蒂為了能多多與他相處，即使自己不愛打獵，她也會陪著一起去。不過阿芙羅黛蒂很擔心阿多尼斯會受傷，總是勸戒他不要捕獵凶猛的野獸，但年輕氣盛的阿多尼斯卻對此不以為然。

　　後來有一天，阿芙羅黛蒂的情人兼偷情對象戰神阿瑞斯（Ares）覺得阿多尼斯十分礙眼，於是就趁阿多尼斯獨自外出打獵時，給他送

去了一頭巨大的野豬。看見野豬的阿多尼斯雖然射出了飛箭，卻沒能射穿野豬外表的厚皮，反而使野豬凶性大發，反而遭受到牠的攻擊。最後，阿多尼斯被野豬以臼齒咬傷側腹而失血過多，當場死亡。

　　看到阿多尼斯慘死的阿芙羅黛蒂悲傷不已，同時也怨恨起命運三女神對他降下了死亡厄運。為了紀念這位心上人，她將祭酒灑在染滿鮮血的地上，據說此時在阿多尼斯的血泊中，長出了一朵朵血紅色的銀蓮花（Anemone coronaria），而它現在也是以色列的國花。

　　時至今日，野豬仍然是一種能造成致命傷害的凶猛野獸，在新聞中也時常能看到人們在狩獵或登山時不幸被野豬襲擊而喪命的報導。就像神話中的阿多尼斯，若側腹受到野豬的攻擊，恐將造成肝臟、腎臟或中空臟器（小腸或大腸等）及血管嚴重受損，而使傷患處於非常危急的狀態。

　　實際上，在這種情況下，即使傷患被送到醫院進行緊急手術，也很有可能在接受大規模的手術後死亡或產生後遺症。總之，這些故事彷彿都在告訴我們一個慘痛的教訓：「一個人無論他再美麗或再年輕，都有可能在一次的意外事故中平白失去生命」。

10
迪密特與飲品「吉肯」的再餵食症候群

　　迪密特在羅馬神話中又被稱為柯瑞斯（Ceres），她是穀物和豐收的女神。雖然她掌管農業這個古希臘時代最為重要的產業，但其實這位女神在神話中出現的次數並不頻繁。

　　在各式各樣的故事中，迪密特女神經常只是篇幅不多的小配角，而唯一以她作為主角的故事，就是那段描寫她為了找回愛女波瑟芬妮（Persephone）所展開的漫長之旅，個人認為這段迪密特尋找波瑟芬妮的故事，根本堪稱是電影《即刻救援》（*Taken*）的古希臘神話版本。

　　整段故事的概要如下：

　　有一回，冥王黑帝斯來到了地面上散步，偶然間看到了正在花圃中與寧芙仙女們嬉戲作樂的波瑟芬妮，結果黑帝斯一下子就被她給迷住了，於是便強行將她擄回至地下世界。

　　有一種說法認為，黑帝斯之所以會愛上可說是自己姪女的波瑟芬

妮，全是因為愛神厄洛斯的惡作劇，但不管是什麼原因，這整起綁架事件所造成的結果極為淒慘，因為迪密特女神的憤怒，導致希臘全境發生了嚴重的乾旱和饑荒。

起初迪密特女神並不清楚波瑟芬妮是如何失蹤的，所以只得走遍希臘各地到處去打聽女兒的下落，而在失去愛女後，迪密特心如刀割，不吃不喝的她日漸憔悴。

有一天，她輾轉來到雅典城附近一座叫做艾盧西斯（Eleusís）的村莊，對於當時治理該地區的王室給予她的熱情款待與溫暖安慰，當然，他們在施了恩惠時，並不曉得迪密特女神的真實身分，為此迪密特深受感動，因此她就想回贈一份天大的謝禮給他們，那就是她想賜予得摩豐（Demophon）王子不死之身。

但是，打造不死之身的神祕過程卻非一般凡人所能理解，而就在迪密特偷偷將小王子放入火中燒煉時，正好被王妃與小王子的乳母發現，也因為這兩人的大聲驚呼，令整個計劃就此告吹。

迪密特的雕像形象

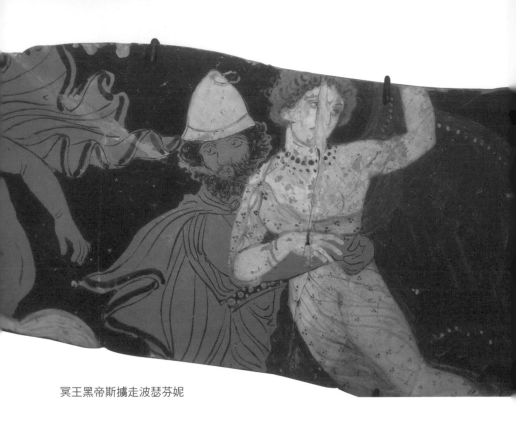

冥王黑帝斯擄走波瑟芬妮

　　但根據不同版本的故事結尾，有一說是小王子無法成為不死之身，而另一種比較殘忍的說法是，小王子最後是在火堆中被活活燒死。

---

1. 原註：迪密特先是把天神的食物——仙饌密酒（Ambrosia）塗抹在小王子身上，然後用嘴將女神的氣息灌入他的體內，接著再把小王子放入火中燒煉，以燒毀其身上屬於塵俗的部分。

儘管沒能成功讓得摩豐變成不死之身，但女神依舊決心要將慈悲與恩寵賜予王室，於是她向眾人揭露自己的身分後，就將農耕技術與一項神祕的宗教儀式傳授給了另一位王子特里普托勒摩斯（Triptolemos），而該項宗教儀式正是所謂的「艾盧西斯祕儀」（Eleusinian Mysteries）。

　　艾盧西斯祕儀是一種古希臘時期與農業有關的神祕教派，任何會說希臘語且沒有殺人前科的人都能加入。但由於它的具體細節對未入會者嚴格保密，因此人們對其確切的教義或啟示都知之甚少。

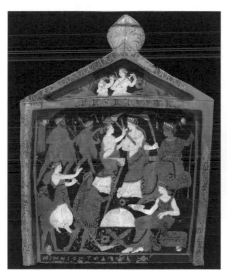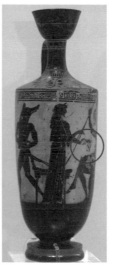

（左圖）描繪出艾盧西斯祕儀相關元素的「尼尼翁陶版」（Ninnion Tablet）。
（右圖）紅圈處的飲料就是由蜂蜜等材料混製而成的「吉肯」，整個圖像的內容是關於奧德修斯（Odysseus）與女巫喀耳刻（Circe）的故事。

特別值得一提的是，這個宗教會在夏末舉行一種稱作「大祕儀」（Greater Mysteries）的祭祀儀式。據說此時所有參與者都要進行一天的絕食，並要飲用一種稱為「吉肯」（Kykeon）的飲品，以此來紀念迪密特女神在尋覓波瑟芬妮時的不吃不喝。

此外，有關迪密特女神的不吃不喝與飲品「吉肯」，其背後還流傳著一段神祕的故事。當時的迪密特正在雅典城附近的阿提卡（Attica）地區打聽女兒的下落，而失去愛女的悲痛讓她好幾天都吃不下飯，也喝不下水。

但就在女神獨自憔悴地走在路旁時，一位名叫米斯梅（Misme）的婦女看著她的身影於心不忍，於是就拿了一碗加了清水、大麥粉與薄荷混製而成的飲品給她喝，而該飲品就是「吉肯」[2]。

我認為米斯梅真的是很有智慧的女人，因為如果給飢餓已久的人錯誤餵食高熱量的食物，反而可能會使他出現「再餵食症候群」（Refeeding syndrome）而死亡。從這一點來看，給予飲用像「吉肯」這樣清淡的食物，是再合適不過的選擇[3]。

此外，加入薄荷（Mint）對久未進食的人來說，也確實是一道良方。因為薄荷中的成分不僅可以幫助消化，也能替腸胃功能不佳或患有腸躁症的人帶來許多益處[4]。

實際上，薄荷與迪密特的女兒波瑟芬妮也有所淵源。根據傳說，黑帝斯後來又愛上了一位名叫「門薩」（Mentha）的寧芙仙女，波瑟芬妮得知後大發雷霆，於是就一腳將門薩給踩死了，據說門薩死後，正是幻化成了一株會越踩越香的薄荷草。由此可見，波瑟芬妮在成為冥界的女王後，性格上似乎變得相當火爆。

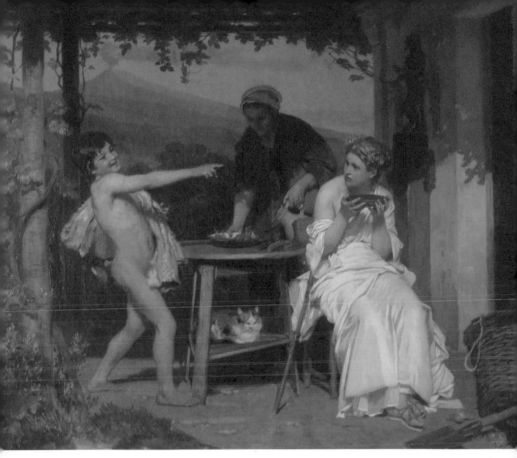

〈嘲笑迪密特的阿斯卡拉布斯〉（1877 年），歐仁・歐內斯特・希勒馬赫（Eugène Ernest Hillemacher）

---

2. 原註：吉肯的製作方式有很多種，據說也能使用蜂蜜或葡萄酒等材料。

3. 原註：二戰期間，曾有向遭日軍俘虜後出現營養不良的美軍士兵提供高熱量食物而導致他們死亡的案例。

4. 原註："The physiologic effects and safety of Peppermint Oil and its efficacy in irritable bowel syndrome and other functional disorders", Bruno P. Chumpitazi, et al. 2019. Aliment Pharmacol Ther.

接著再回到原本的故事吧。說實在的，若故事最後能迎來溫馨美滿的結局，那該有多好。例如，迪密特女神喝了含有薄荷的「吉肯」後，感到心滿意足，於是她回贈了一份大禮給米斯梅。但萬萬沒想到最後卻發生了一個誰也無法預料的突發事件，而該事件的主角就是米斯梅的兒子。

米斯梅的兒子阿斯卡拉布斯（Ascalabus），看見迪密特捧著「吉肯」大口喝個不停的樣子，居然嘲笑她的吃相太過狼吞虎嚥，對於失去女兒已經痛苦不堪的迪密特來說，此時再受到凡人小孩的嘲諷無異於是火上澆油。據說，迪密特忍不住怒氣，就將「吉肯」吐向這個孩子並對他降下詛咒，最後阿斯卡拉布斯就被她變成了一隻蜥蜴。

迪密特在神話中雖然屬於性格較為溫和的女神，但看到她竟然以這種嚴厲的方式來懲罰一名孩子，就能間接感受到古希臘時代想告誡世人的那種氛圍：「即便是年幼無知的孩子，照樣逃不過褻瀆神明的可怕審判」。

11
普羅米修斯與提堤俄斯的
肝臟再生

　　希臘神話中有許多犯下各種罪孽的角色人物，有人是對神靈不敬，也有人甚至敢大膽地與神明對抗。當然，各式各樣與罪行相稱的刑罰也不勝枚舉，例如在希臘神話的地獄「塔爾塔羅斯」（Tartarus）中，有人被懲罰永世都得將巨石推上山頂，有人則被無止境的口渴與飢餓所折磨，還有人被綑綁在永不停止旋轉的火輪上。而在這眾多嚴厲的制裁中，有一項特別令人印象深刻且極具神話色彩，那就是讓肝臟不斷被啄食的酷刑。

　　在神話故事中曾遭受肝臟被啄食的人物一共有兩位，他們分別是普羅米修斯（Prometheus）與提堤俄斯（Tityos）。事實上，從他們受到的刑罰來看，雖然乍看之下非常相似，但細節上卻有很大的不同。因此在本篇中，就分別來了解有關他們受罰的故事和肝臟的再生能力（Liver regeneration）吧。

　　根據現代醫學的發現，肝臟是具有強大再生能力的器官，即使因

為肝癌等因素切除掉 65% 的肝臟，其餘 35% 的肝臟也能再生，且約半年後就能恢復幾乎所有的功能。也由於肝臟具有這種特性，在醫療現場才得以進行「活體肝臟移植」的手術。

有關肝細胞的再生過程：首先肝臟中的巨噬細胞（Kupffer cell，庫佛氏細胞）會分泌 IL-6（Interleukin-6，白細胞介素）等細胞激素[5]來啟動整個機制，接著會釋放出 HGF（Hepatocyte Growth Factor，肝細胞生長因子）、TGF-α（Transforming Growth Factor Alpha，甲型轉化生長因子）等生長因子來刺激肝細胞的複製分裂，而進入再生的終止階段後，則會透過 TGF-β（Transforming Growth Factor Beta，乙型轉化生長因子）系列的細胞激素來主導調控[6]。

儘管以上許多陌生的細胞激素名稱讓整個再生過程看起來複雜難懂，但簡單來說，就是即使切除掉大部分的肝臟，剩下的肝細胞也會共同發揮應有的作用，以恢復原來的肝生理功能，而這對於需要進行肝臟移植的病患與主治醫生來說，真的是件非常值得感恩的事。

雖然現在已眾所皆知肝臟是可以再生的器官，但難道古希臘人也老早就曉得肝臟具有再生的能力？要不然他們是如何想像出啄食肝臟，又讓被吃掉的肝臟重新長出，再繼續啄食的刑罰？

對於這個疑問，其他的醫學家似乎也有相同的疑惑[7]。因為直到十九世紀，肝臟的再生能力才被醫學界所發現，但是古希臘神話中竟有兩則故事都描述了肝臟的再生能力，這不禁讓人好奇他們到底是如何發現的。

當然，古代人也有可能是透過某個偶然接觸到的情況，才據此推測出肝臟具有再生的能力。例如，某人明明傷及肝臟卻平安無事地存

活下來，又或是某人對肝臟曾受損的死者進行解剖，結果發現肝臟看起來完好如初。

　　但由於至今仍未找到足以支持這種論點的史料，所以目前只好採取其他的角度來解讀這些古老神話，也就是此刻我想帶領各位去充分了解古希臘人賦予肝臟這個器官的特殊象徵意義。

　　那麼首先就來分別講述普羅米修斯與提堤俄斯的故事。

　　普羅米修斯是早在奧林帕斯諸神掌權以前，負責統治世界的泰坦神族，提堤俄斯則是一名擁有半神血統的巨人。不過這兩個角色在神話中所面臨的境遇卻大不相同，因為普羅米修斯是守護人類的英雄，而提堤俄斯卻是一名犯下重罪的罪犯。

---

5. 原註：細胞激素（Cytokine）是一種由細胞所分泌的小分子蛋白質，在細胞之間扮演著傳遞訊息的重要角色。最近受到新冠肺炎的影響，「細胞激素風暴」，又稱免疫風暴（Cytokine Storm）一詞也頻頻出現在大眾的視野，因此應該有許多人都對這個醫學名詞不陌生。細胞激素是以胜肽的形式存在，它不會穿透細胞膜，而是透過細胞表面的受體來產生作用，具有內分泌傳訊和調節免疫系統等功能。

6. 原　註：Liver regeneration: biological and pathological mechanisms and implications. George K. Michalopouls, et al. Nature reviews gastroenterology& hepatology. 2020.

7. 原　註：Hepatic regeneration in Greek mythology. Papavramidou N. World J Meta-Anal. Mar 31,2019; 7(3): 77-79. Tityus: A forgotten myth of liver regeneration. Dina G. Tiniakos, et al. Journal of Hepatology. August 2010,357-361.

根據《神譜》彙整的諸神系譜來看，普羅米修斯是大地女神蓋亞與天空之神烏拉諾斯的孫子，他與大洋之神歐開諾斯的一名女兒結婚後，生下了杜卡利翁（Deucalion）。後來，杜卡利翁在大洪水中倖存下來，之後生下了一個兒子，並將其取名為赫楞（Hellen），相傳這個赫楞就是希臘人的祖先。

而普羅米修斯與奧林帕斯的神王宙斯是堂兄弟的關係，也算是古希臘人的祖先，但熱愛人類的普羅米修斯竟將天界盜來的火種帶至人間，替人類帶來了光明與溫暖，因此受到了宙斯的懲罰。

據說他被禁錮在高加索山的岩石上，每日或每隔一日都會飛來巨鷹啄食他的肝臟，一直到數千年以後，他才在海克力士的相救下結束了這場苦難。

與為了人類福祉反抗宙斯而遭受懲處的普羅米修斯不同，提提俄斯則是為了滿足一己之慾才受到懲罰。提提俄斯是神王宙斯和凡間公主厄拉拉（Elara）所生的兒子，但與其說是由他們所生，不如說是他自己從母親的肚子中跑了出來。

宙斯為了不讓赫拉發現自己在和人類女性偷情，於是就將厄拉拉藏到了地下深處，但據說提提俄斯在媽媽的肚子裡越長越大，後來他就自己撕開子宮脫胎而出。

提提俄斯就這樣以巨人之姿來到了世上，但他似乎缺乏自我約束的能力，因為他居然企圖強暴宙斯的老婆，也就是阿波羅與阿蒂蜜絲的母親——樂朵女神。於是氣不過的阿波羅與阿蒂蜜絲（也有一說是宙斯）聯手將提提俄斯殺死後，把他送到冥王黑帝斯的面前，最終他被打入塔爾塔羅斯處以永恆的刑罰。

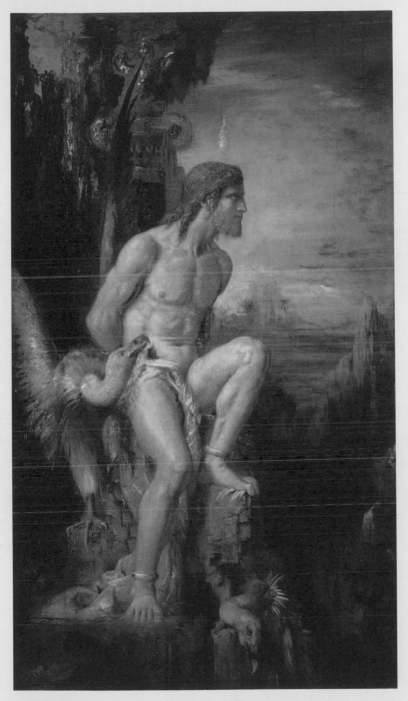

〈普羅米修斯〉（1868 年），居斯塔夫・莫羅

提堤俄斯被禁錮在一塊岩石上，任由飛來的巨鷹啄食他的肝臟。有關提堤俄斯受刑的週期，有一說是每日，也有一說是在每月的初一（出現新月時），但無論如何，至今都沒有傳說提到他的懲罰何時會結束的這件事。

雖然普羅米修斯與提堤俄斯的故事十分相似，但有關他們受罰的原因、過程以及最後的結局都極為不同。顯而易見地，他們一個是令人景仰的大英雄，一個只是人人喊打的性罪犯，而他們受罰的地點，一個是在高聳的高加索山上，一個則是在希臘神話中形同「地獄深淵」的塔爾塔羅斯。從前者受罰的地點來看，可能暗指普羅米修斯並非是真正意義上的罪犯，而是屬於良心犯。

而且可能還有另一種象徵可以證明上述的論點，就連負責刑罰的執行者所代表的涵義也很不一樣。雖然在兩段故事中那些負責啄食肝臟的鳥都被統稱為「巨鷹」，但實際上牠們是完全不同的鳥類。負責懲罰普羅米修斯的是「Eagle」，即俗稱的老鷹或白頭鷹，是一種會主動捕捉獵物的猛禽，同時也被認為是宙斯的象徵。相反地，負責懲罰提堤俄斯的則是「Vulture」，即所謂的禿鷲或兀鷲，是一種專門尋找動物屍體或以腐肉為食的鳥類。

在許多文化中，白頭鷹都被視為國王或領袖人物等權威的代表，禿鷲則經常被用來比喻一種卑鄙的存在，也是暴徒或惡棍的標誌。光是從刑罰執行者的差異，就能清楚感受到普羅米修斯與提堤俄斯在地位與級別上的天壤之別。

至於兩者的結局，普羅米修斯最後被希臘神話中最偉大的英雄海克力士解救而重獲自由，此後也被尊奉為給人類帶來火種的神祇，人

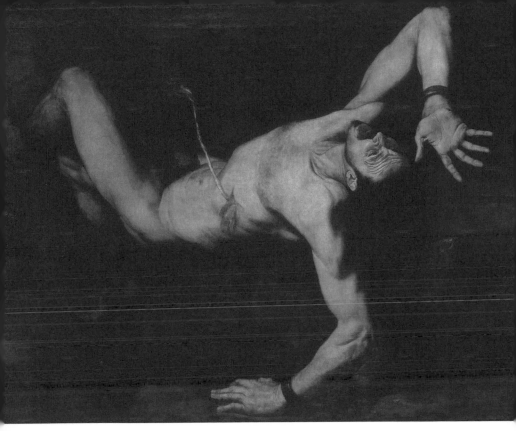

〈提堤俄斯〉（1632 年），胡塞佩‧德‧里貝拉（Jusepe de Ribera）

類對他可說是感激不盡，但提堤俄斯卻被永遠囚禁在塔爾塔羅斯中繼續遭受痛苦萬分的責罰。

此外，「肝臟」在這兩位角色身上所代表的意涵也截然不同。普羅米修斯的肝臟象徵著靈魂、生命力與智慧，它不僅向身為英雄和泰坦神族的普羅米修斯展現了持續湧現的智慧與生命力，也充分突顯了普羅米修斯他不屈服於宙斯的英雄面貌。

相比之下，提堤俄斯的肝臟則象徵著歡樂、激情與慾望[8]。它代表了提堤俄斯那無法克制的私慾，並透過禿鷲不斷地啄食與撕裂，來對他進行宛如「宮刑」般的懲罰，以作為他犯下姦汙罪的代價，可算是非常恰當的刑罰。

　　或許古希臘人也只是隱約覺得肝臟可以再生，但比起醫學知識，這種想法似乎在哲學方面更具有強烈的象徵意義。

　　肝臟的再生能力雖然使故事中的英雄與罪犯受到無止境的懲罰，但對於生活在現代的我們來說，卻可以將其運用在「肝臟移植」手術來拯救許多病患，這讓人們不得不再次感謝醫學治療的長足進步。

---

8. 原註：希臘語中的肝臟叫做「Hepar」，也稱作「Hedar」，其語源皆是來自「Hedoni」（歡樂）這個字，而 Hedoni 同時也是厄洛斯和賽姬之女的名字。

12
美狄亞的回春祕法

　　人類至今依舊無法擺脫衰老的命運，所謂的「長生不老」，當然只是天方夜譚。儘管如此，人類仍在持續研究著能夠延緩老化或使人恢復年輕的方法，但其實「保持年輕健康的體態，長長久久地活下去」才是人類目前所追求的最大夢想之一。

　　各位在前面的希臘羅馬神話故事中，都已見識過眾神的永生不朽與凡人的轉瞬即逝，而目前從中可以得出一個結論，即「人類絕對無法青春永駐，也不可避免終有一死」。不過在神話故事中，卻可以找到一段憑藉「凡人之力」重返青春的奇幻內容，而這個奇蹟般的故事主角就是埃宋（Aeson）與美狄亞（Medea）。

　　埃宋是希臘中部小城邦伊奧科斯（Iolcos）的國王，他是希臘神話中著名尋寶任務「奪取金羊毛」（Golden Flccce）[9]的故事主角，也同時是阿爾戈號遠征隊的隊長伊阿宋（Jason）❶的父親。因為兩人的名字很相似，所以時常容易搞混，但「埃宋」才是父親。

　　遠征隊一行人乘坐一艘名為「阿爾戈號」的大船到科爾基斯

（Colchis）尋找金羊毛，包含海克力士在內的各方大英雄，都參與了這次冒險。

不過，他們之所以要去尋找一件只有顏色金黃卻毫無特殊能力的寶物，其背後的緣由一言難盡，但簡單來說，就是為了奪回伊奧科斯的王位。原本應該繼承父親成為國王的伊阿宋被其叔父珀利阿斯（Pelias）篡奪了王位，後來在一個不得不歸還寶座的情況下，珀利阿斯才假意宣稱：「若能幫我取來金羊毛，我就將王位讓給你！」

於是為了奪回王位，伊阿宋等人就乘船踏上了遠征科爾基斯王國的旅程。其實科爾基斯就位於現今的喬治亞（Georgia）境內，但即使現代已具備修建良好的公路，也至少要花上三十個小時（二千四百公里左右的距離）才能到達，若古代是以乘船的方式過去，就一定會耗費更多的時間與精力。

---

9. 原註：弗里克索斯（Phrixus）和赫勒（Helle）是希臘中部塞薩利亞王國的王子與公主，兩兄妹為了躲避繼母伊諾（Ino）的魔爪，於是就乘坐著一隻會飛的金公羊逃走，而傳說中的金羊毛就是從那隻羊身上所脫下來的皮毛。不過在飛往科爾斯基王國的路途中，妹妹赫勒不幸掉墜入海中溺斃，而從此那片海域就被命名為「赫勒斯滂」（Hellespont：赫勒之海，也就是現在的達達尼爾海峽）。後來，金羊毛成為了科爾基斯的國寶，而那隻金公羊也升天變成了黃道十二宮的白羊座（Aries）。

---

❶ 譯註：伊阿宋（Jason）是希臘語 σων 和拉丁語 Easun 的直接音譯，英語譯為 Jason（傑森）。

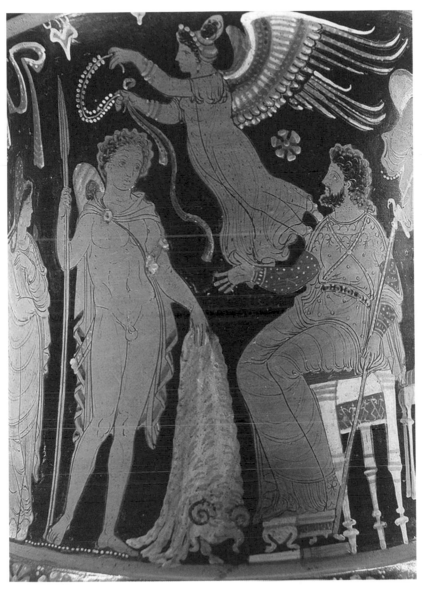

左邊拿著金羊毛站著的男子是伊阿宋，右邊坐著的男子是他的叔父，也是提出遠征
任務的珀利阿斯。

儘管前往科爾基斯的路途遙遠又險峻，但抵達之後的考驗才是真正的難題。因為從科爾基斯的立場來看，伊阿宋突然出現索要國寶的舉動簡直荒謬至極，再加上又有神諭警告：「若金羊毛被奪走，國家將遭遇不幸。」因此，雙方見面時的氣氛，只能變得更加劍拔弩張。

　　結果，不想與這群武藝高超的希臘英雄正面衝突，又不願乖乖交出金羊毛的科爾基斯國王便提出條件：「若伊阿宋能獨自以噴火的公牛翻耕聖田，再將巨龍的牙齒種入土裡，我就將金羊毛交給各位。」總之，就是開出一些根本不可能完成的任務來刁難他們。

　　不過幸運的是，對伊阿宋疼愛有加的赫拉女神此時伸出了援手，她說服了愛神阿芙羅黛蒂，使科爾基斯的美狄亞公主愛上伊阿宋。

　　或許有人會覺得被公主愛上有什麼大不了的，但其實這位公主並不是一般的普通人，她可是希臘羅馬神話中屈指可數又法力無邊的絕世女巫。後來，美狄亞使出了渾身解數，在她的鼎力協助下，阿爾戈號遠征隊不僅成功取得了金羊毛，最後也平安返回了希臘。而在這整段故事中，美狄亞公主簡直就像是個天外救星（Deus ex machina）般的存在。

　　總之，美狄亞用魔法幫助心愛的伊阿宋，讓他順利帶著金羊毛回到了故鄉，而她也夫唱婦隨地來到了伊奧科斯。不過在他們抵達之後，才發現事情並非他們所想像。原來，珀利阿斯收下金羊毛後，不願意履行承諾，依舊持續霸占王位，而伊阿宋的家人非死即病，就連父親埃宋也變得年老體弱，獨自被遺棄在荒涼的宮殿中，另有一說是埃宋在弟弟珀利阿斯的迫害下，喝下有毒的牛血自盡，導致整個家庭支離破碎。

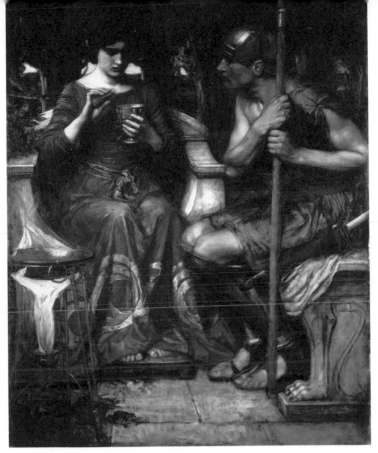

〈伊阿宋與美狄亞〉（1907 年），約翰・威廉・沃特豪斯（John William Waterhouse）

這幅畫如實地呈現出伊阿宋故事的整體氛圍，每當伊阿宋有事相求時，美狄亞就會使用魔法與計謀來助他一臂之力。

　　看著老態龍鍾的父親，伊阿宋感到痛徹心扉，於是他拜託美狄亞替埃宋恢復年輕與健康。雖然這項請求聽起來很不可思議，但美狄亞對伊阿宋那可是使命必達，於是她收集好各種神祕的材料後，就向掌管魔法的赫卡忒（Hekate）女神祈禱，最後在女神的幫助下成功熬製出能使人返老還童（Rejuvenation）的魔藥。

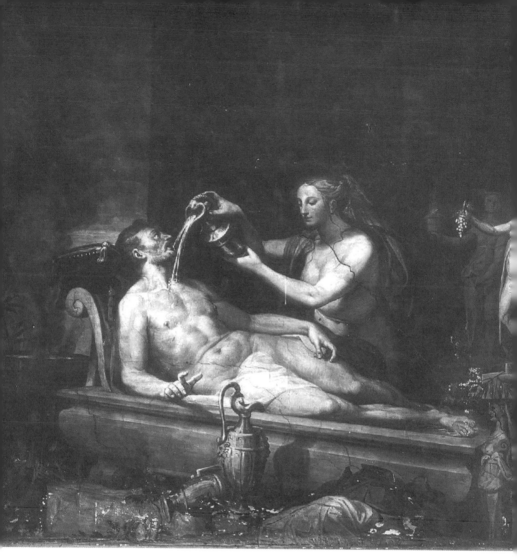

〈幫助埃宋恢復年輕的美狄亞〉（年代不詳），佩萊格里諾・蒂巴爾迪（Pellegrino Tibaldi）

〈幫助埃宋恢復年輕的美狄亞〉（P.120）這幅畫描繪了可怕的施術過程，美狄亞割開埃宋的喉嚨，將其體內的血液全部放盡，再把能使人返老還童的魔藥灌到他的喉管裡。

此外，將如此熬製出來的魔藥使用在埃宋身上的過程也非常神奇，有一說是美狄亞讓埃宋陷入昏睡後，將他放進熬煮魔藥的大鍋中，另一說是美狄亞先割開埃宋的喉嚨（應該是切斷頸動脈），將他體內的血液全部放乾後，再把魔藥灌入他的喉管裡。

而不管是以上的哪一種方式，聽起來都十分殘忍。

不過，經由血管將原有血液排乾，再把回春魔藥灌入體內的故事情節相當令人玩味，因為近期有一項研究顯示，只要稀釋並減少血液中的「衰老成分」，就能使組織與細胞重返年輕，且有助於恢復認知功能與減少神經發炎反應[10]。當然，目前這仍處於動物實驗的階段，若想在人體上得到進一步證實，則還需要更多的時間及努力，但這無疑是一項極為有趣的研究成果。

那麼是在何種歷史背景下，才會出現這種更換血液來恢復年輕的故事情節？原來在奧維德（Ovid）撰寫出此故事的羅馬帝國時期，體液學說（Humorism）[11]的理論已被廣為接受，所以我認為埃宋回春的

---

10. 原註：Rejuvenation of three germ layers tissues by exchanging old blood plasma with salinealbumin. 2020. Melod Mehdipour, Irina M Conboy, et al., Aging. Plasma dilution improves cognition and attenuates neuroinflammation in old mice. 2020. Melod Mehdipour, Irina M Conboy, et al., GeroScience.

故事就是根據當時最合理的「體液學說」所發想而來。

　　雖然目前尚未找到可以完美逆轉老化的方法，但如果持續進行上述的研究，或許你我都能體驗到如埃宋般的驚人經歷，而當那一天到來時，美狄亞就不再只是神話中的女巫或魔法師，而是會被重新評價為頂尖的生醫科學家。

---

11. 原註：體液學說是以古希臘哲學家恩培多克勒（Empedocles，西元前約490 年～ 430 年）所主張的四元素學說為基礎，後來經由希波克拉底大力發展而確立。該學說認為人體是由四大體液，即血液（Blood）、黏液（Phlegm）、黃膽汁（Yellow bile）、黑膽汁（Black bile）所構成，若這四種體液能在人體內達到平衡，人就能持續遠離疾病。

3

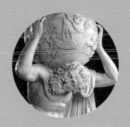

源自神話的醫學名詞

蜘蛛網膜、海馬迴、處女膜、阿基里斯腱……
這些生活中常聽見的醫學名詞，皆是源自神話中的主角之名。
他們分別是凡人之軀與半神之子、源自上古的泰坦神族、
同時帶來愛與災害的神祇，以及牛頭人身的怪物……

1

蜘蛛網膜——阿拉克妮

　　還記得〈宙斯的頭痛〉曾稍微提到的蜘蛛網膜下腔出血嗎？（P.41）就是那段宙斯因為頭痛欲裂，便命人以斧頭劈開自己的頭部，結果雅典娜女神從中誕生的故事。

　　那麼蜘蛛網膜到底指的是哪一個部位呢？為了要進一步認識蜘蛛網膜，此處必須先簡單地介紹一下大腦的構造。

　　大腦是人類身體中最重要、也是最敏感的一個器官，因此人體自有一套緩衝系統來保護它免受外部的衝擊。首先，大腦的最外側有非常堅硬的顱骨（頭蓋骨）保護著，而顱骨內部還有三層腦膜從外到內依次包覆著大腦，它們分別是硬腦膜（Dura mater）、蜘蛛網膜（Arachnoid）與軟腦膜（Pia mater）。

　　蜘蛛網膜下腔（Subarachnoid Space）指的是蜘蛛網膜和軟腦膜間的空間，由於其內部充斥著腦脊髓液（Cerebrospinal fluid），所以人的大腦就像漂浮在水裡，而透過這些腦脊髓液的循環流動，除了可以給大腦提供各種養分外，還能將腦細胞所排出的廢棄物給移除。

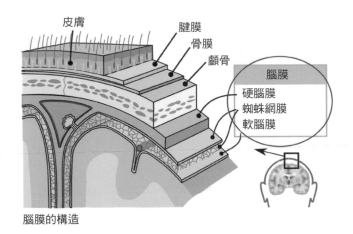

皮膚
腱膜
骨膜
顱骨
腦膜
硬腦膜
蜘蛛網膜
軟腦膜

腦膜的構造

　　而所謂的蜘蛛網膜下腔出血，則是指因各種原因造成蜘蛛網膜下腔中的血管破裂，導致有大量血液堆積在蜘蛛網膜和軟腦膜之間的情況。當發生蜘蛛網膜下腔出血時，患者將會出現劇烈頭痛、半身癱瘓、昏迷等神經學上的異常現象，若無法及時接受治療，恐會留下嚴重殘疾或甚至死亡。

　　總之，這層腦膜因為上頭布滿如蜘蛛網般的血管而得名。那麼你知道蜘蛛網膜的英文是什麼嗎？是否覺得因為它長得像蜘蛛網，所以應該與「Spider」（蜘蛛）這個字有關？但實際上並非如此，蜘蛛網膜的英文叫做「Arachnoid」。不知為何，這個單字一聽就感覺像是出自希臘神話中的某個人物。

　　「Arachnoid」一詞其實是源自希臘羅馬神話中一名織布少女的名字「Arachne」（阿拉克妮）。

阿拉克妮是呂底亞王國（Lydia）一位名叫伊蒙德的染匠之女，或許是受到父親職業的薰陶，她從小就因擅長編織及刺繡而聲名大噪。

　　然而在希臘羅馬神話中，人類的不幸往往始於才能出眾下的狂妄自負，而阿拉克妮也同樣對自己的才華十分驕傲，並且她還四處向人吹噓：「我織布的手藝就連雅典娜女神都比不上。」一般來說，雅典娜被認為是戰爭和智慧的女神，但她同時也是掌管編織等各種工藝的神祇，因此其織布的技巧亦相當出色。

　　雅典娜基本上算是一位個性較為理性的女神，因此當她聽聞阿拉克妮的事情時，並沒有立即懲罰她，而是親自找上門試圖勸戒她為自己的傲慢誠心悔改。

　　喬裝成老婦的雅典娜找到阿拉克妮後，便溫柔地斥責她：「小姑娘呀，妳不該對神口出狂言，現在就承認自己的錯誤，去雅典娜女神的帕德嫩神殿（Parthenon）賠個不是吧，女神一定會原諒妳的。」

　　但是阿拉克妮果然不是個省油的燈，她聽了老婦所說的話後，非但沒有悔改之意，反而還更加生氣地說道：「把雅典娜女神叫來啊，就算我倆當場在此比賽織布，我也一定能獲勝！」看到如此目中無人的態度，雅典娜忍無可忍，於是她解除變身現出了原形，織布坊裡頓時充斥著女神的光輝，裡面所有人皆紛紛跪下向雅典娜膜拜。

　　但是阿拉克妮看到這一幕後，也不過是大吃一驚，絲毫沒有改變原來的想法。雅典娜對這位年輕女子的固執感到難過——畢竟若人類想與眾神較量，就得有付出極大代價的覺悟，於是一場神人之間的織布比賽也就此展開了。

在這場競賽中，女神和少女皆展現了精采絕倫的織布技巧，據說她們鬼斧神工的手藝讓布料上的圖案彷彿都活了過來。

雅典娜女神在織物上編織的圖案是以神祇們的驚人奇蹟為主，例如她曾與海神波賽頓爭奪雅典城的場面，或是對神不敬的人類受到懲罰而後悔莫及的模樣；而阿拉克妮則織出了諸神所犯下的各式各樣的不堪事件，例如宙斯的婚外情行為……

〈紡織女〉（1655 年），迪亞哥・維拉斯奎茲（Diego Velázquez）
在這幅畫中可以看到還是老婦形象的雅典娜與忙著在紡紗的阿拉克妮，從阿拉克妮背對著觀眾紡紗的樣子中，可以感受到她將女神的忠告當作耳邊風，而在畫面後景的凹室（Alcove）中，據說那群人正在演出雅典娜與阿拉克妮的故事。然而事實上，除了戴著頭盔的人物很明顯在扮演雅典娜女神外，其餘的人雖然看起來都像女性，但卻無法明確分辨出她們在演繹故事中的哪些角色。

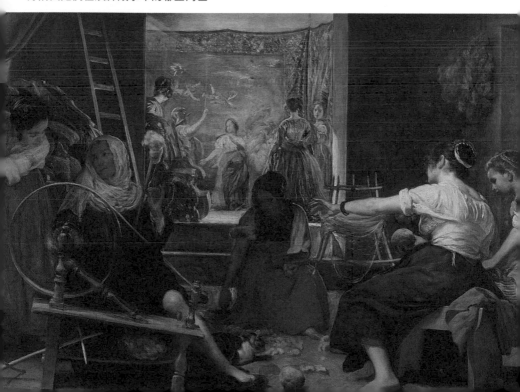

在〈雅典娜與阿拉克妮〉這幅畫中可以看到解除變身的雅典娜以原來的樣貌與阿拉克妮展開對決，也能感受到阿拉克妮的膽量，因為在女神面前她似乎毫不畏懼。此外，據說阿拉克妮在織布上講述的是宙斯化身成公牛誘拐歐羅巴的故事，從她選擇的故事主題來看，阿拉克妮果然不愧是褻瀆神靈的大師！

　　阿拉克妮的織物雖然極為精美，但其圖案內容卻是對神的不敬，甚至是輕蔑。因此雅典娜再也忍不下去，便起身把阿拉克妮的織物撕成了碎片，接著她讓阿拉克妮跪下，並將手放在她的額頭上使她感到內疚和羞恥。也有一說是雅典娜打了她的額頭好幾下，最後將阿拉克妮給打暈了過去。

　　結果，阿拉克妮覺得受到極大的屈辱，一氣之下就上吊自盡了。相傳雅典娜看到阿拉克妮死去後，突然動了惻隱之心，於是將她變成了一隻蜘蛛，據說此時雅典娜是將一種神奇草汁灑在阿拉克妮的身上，才使其變身，而該草汁是從掌管魔法的泰坦女神赫卡忒（Hekate）

〈雅典娜與阿拉克妮〉（1544 年），丁托列托（Tintoretto）

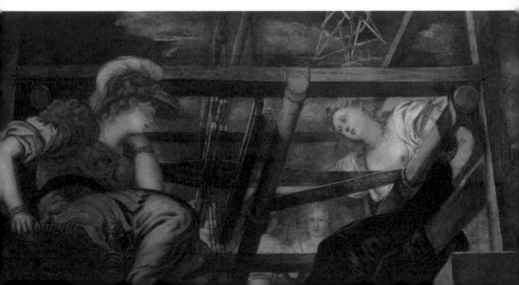

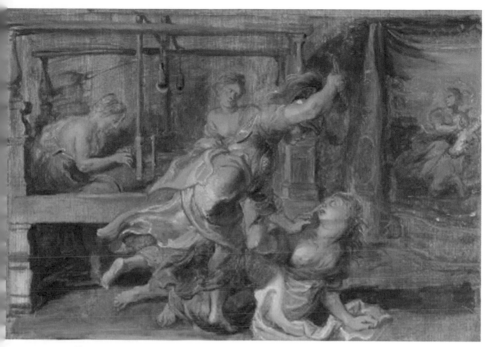

〈帕拉斯 **❶** 與阿拉克妮〉（1636～1637 年），彼得·保羅·魯本斯
可以看到忍不住憤怒的雅典娜正在毆打阿拉克妮，彷彿像是一名母親在訓斥不聽話的女
兒，而畫中也將神靈對人類最原始的憤怒與煩躁表露無遺。

的藥草中所提取出來的，而那條用來上吊的繩索則被變成了蜘蛛絲。
所以從此之後，阿拉克妮和她的子孫就只能以蜘蛛的樣貌永世不斷地
編織下去。

---

❶ 帕拉斯：雅典娜的另一個別名。

在神話故事中，阿拉克妮幾乎是唯一一個能憑藉自身力量去戰勝神或與神打成平局的角色。雖然最後以悲劇收場，但她的織布手藝最終被形容為與雅典娜不相上下或甚至更勝一籌，畢竟她並不是因為織物的水準不足而敗北，而是因為圖案內容過於不敬才導致比賽中斷。

不僅如此，阿拉克妮還變成蜘蛛使自己名留千古，並化作我們身體中最重要的部分──大腦的保護膜名稱──存活了下來。

大腦是創造人類理性和情感最重要、也是最神祕的器官。為了保護大腦，包裹大腦的保護膜也發揮著抵禦外部撞擊或感染的屏障作用，就像在女神面前仍固執地堅守己見的阿拉克妮一樣。

2
海馬迴——涅普頓

　　大腦中除了蜘蛛網膜以外，其實還有另一個出自希臘羅馬神話的器官，它的作用與蜘蛛網膜一樣重要，也是眾所周知的重要器官，它就是「海馬」（Hippocampus），又稱海馬迴。

　　海馬是屬於「海龍科」（Syngnathidae）底下的一種魚類，在東亞地區常被當作中藥材或食材來使用，根據種類的不同，海馬的體型大小和外形也各不相同。海馬的繁殖過程十分神奇，雌海馬會將卵產在雄海馬的育兒袋中，再由雄海馬負責孵出發育成熟的小海馬。此外，海馬幾乎一生都與同一個對象進行交配，是一種廣為人知的一夫一妻制（Monogamy）的動物。

　　海馬的學名「Hippocampus」其實是從古希臘文「Hippokampos」而來，此一詞彙是由「Hippo」（馬）和「Kampos」（海怪）這兩個字所組成，而「Hippokampos」在希臘羅馬神話中是負責替海神波賽頓（或稱「涅普頓」❶）拉曳馬車的海馬。

　　這個傳說中的海馬畢竟是想像出來的海怪，所以牠的外觀和實際

的海馬截然不同。牠在神話中被描述為上半身看似駿馬，下半身則長有如魚類（或海蛇）般的尾巴及背鰭。

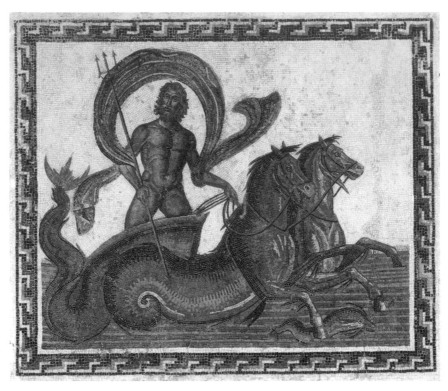

涅普頓站在兩匹海馬拉曳的馬車上，三世紀中葉的馬賽克作品。

---

❶ 涅普頓：是波賽頓在羅馬神話中的名字。

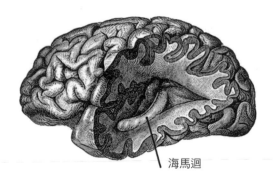

海馬迴

　　海馬作為邊緣系統（Limbic system）[12] 的一部分，在人類的左右腦中各有一個，其功能主要與記憶有關。海馬參與了記憶鞏固的機制，在短期和長期記憶的儲存過程中扮演重要的角色。此外，它也負責儲存與導航能力有關的空間記憶。

　　海馬主要由兩個部分所構成，從下頁的「海馬迴細部構造圖」（P.134）右邊的局部放大圖中可以清楚看到，它們分別是紅色區塊內的海馬本體（Hippocampus proper）與藍色開放式橢圓的齒狀迴（Dentate gyrus）。

---

12. 原註：又稱作大腦邊緣系統，是指位於大腦皮質（Cerebral Cortex：灰質）與胼胝體（Corpus Callosum：負責聯繫大腦左右兩個半球的神經纖維束）以及下視丘（Hypothalamus）交界處的區域，其中包括海馬迴、杏仁核（Amygdala）、紋狀體（Striatum）及嗅球（Olfactory bulb）等，負責支援多種功能，例如情緒、行為、產生動機、記憶及嗅覺等。

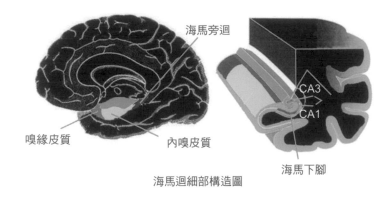

海馬迴細部構造圖

海馬本體可以視為海馬的實際結構，可分為 CA1 ～ CA3 四個區域，以前也被稱為阿蒙[13]角（Ammon's horn）。齒狀迴會參與情節記憶的形成，在哺乳類動物的成體神經新生（Adult neurogenesis）中發揮著重要的作用。

臨床上經常會發現阿茲海默症（退化型失智症）的患者其海馬部位會有萎縮的情形，而在癲癇患者身上則會發現有海馬硬化（Hippocampal sclerosis）的現象。

---

13. 原註：阿蒙（Ammon）是宙斯的別名，被認為與埃及所信奉的阿蒙神（Amun），或稱或亞蒙神是同一位神祇。埃及的阿蒙神通常是以公羊的形象出現，或許是因為這個緣故，宙斯——阿蒙也經常被描繪成一名頭上長有公羊角的威嚴男子，英文中的「氨」（Ammonia）與「菊石」（Ammonite），它們的語源也皆是來自「Ammon」這個字。

誰能想到存在於幻想中的海怪，竟會成為我們大腦中具有重要作用的結構名稱，真是令人感到十分神奇，而且撇開形狀相似的這點不說，光從此結構是位於大腦這片「神經之海」的深處來看，「海馬」這個名字還真的是相當合適。

3

前庭迷路──米諾陶洛斯

　　耳朵是人體實現聽覺的重要感覺器官，一般我們肉眼所見的是外耳構造中負責收集聲音的耳廓，但在耳朵的最深處還存在結構更為複雜的內耳（Inner ear），而它的別名也聽起來很複雜，稱作「迷路」（Labyrinth）。內耳大致是由骨性迷路和膜性迷路所構成，若再細分下去，則還可區分出以下各種器官。

　　首先是前庭器（Vestibular organ）與前庭神經，它們主要掌管平衡覺和維持身體的平衡，前庭器又稱「前庭迷路」（Vestibular labyrinth），是由三個半規管與兩個前庭囊所組成。

　　其次是形狀像蝸牛殼的耳蝸（Cochlea）與耳蝸神經（Cochlear nerve：又名聽神經），它們則負責聽覺傳導。如果內耳發生異常，人體可能會出現眩暈、嘔吐、耳鳴等症狀。

　　注意到了嗎？無論是「迷路」或是「前庭迷路」，這些器官的英文名稱都是用「Labyrinth」來取代更為常見的「Maze」，而「Labyrinth」其實是從希臘文「Labyrinthos」（迷宮）這個字而

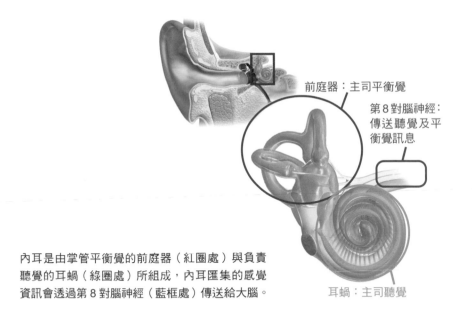

前庭器：主司平衡覺

第 8 對腦神經：
傳送聽覺及平
衡覺訊息

內耳是由掌管平衡覺的前庭器（紅圈處）與負責
聽覺的耳蝸（綠圈處）所組成，內耳匯集的感覺
資訊會透過第 8 對腦神經（藍框處）傳送給大腦。

耳蝸：主司聽覺

來，它的出處則是來自於希臘神話中最著名的英雄之一，忒修斯
（Theseus）的冒險故事。

　　雅典王子忒修斯是一位英俊又優秀的少年，他是國王埃勾斯
（Aegeus）與王后埃特拉的兒子。但是當他長大懂事後，當時的雅典
正被迫要向克里特王國進貢❶。由於每年都必須獻上七對少男少女，
使得雅典舉國上下總是籠罩在一片悲痛之中。

---

❶ 據傳是克里特國王米諾斯的一名兒子，在雅典參加運動會時遭到殺害，雅
　典人為了謝罪才開始向其進貢。

克里特王國之所以要求進貢活人，全是為了一頭誕生在島上的牛頭人身怪——米諾陶洛斯（Minotaurus）❷，說穿了這些年輕人就是要供奉給這隻怪物作為食物。也就是說，每年雅典都必須挑選十四名年輕人送往克里特島作為活人獻祭的祭品。

　　而整個活人獻祭的過程也極為殘酷。為了加以囚禁米諾陶洛斯，國王米諾斯命令工匠代達洛斯建造一座巨大的迷宮，好將米諾陶洛斯關押在迷宮的最深處。從雅典進貢來的年輕人被送進迷宮之後，只能在倉皇逃跑中被米諾陶洛斯給撕碎吃掉。

　　試想，那些身陷絕望與恐懼在迷宮內四處徘徊，一遇上怪物就注定慘死的年輕生命該有多痛苦？而被迫將親生骨肉作為祭品送走的雅典人，他們的傷痛又該有多巨大？

　　得知雅典百姓正遭受這樣的不幸後，身為王子的忒修斯再也無法坐視不管，於是他請求父王埃勾斯把自己與那些作為祭品的年輕人一同送往克里特島，並誓言一定要斬殺怪物將這些年輕人救回來。

　　聽完這席話的埃勾斯心中悲痛不已，因為一直沒有繼承人的他，好不容易求得神諭才獲得忒修斯這個兒子，但是他無法違背兒子的堅定意志。

　　無可奈何之下，埃勾斯只好囑咐忒修斯一定要活著回來，並且還

---

❷　米諾陶洛斯（Mintaurus）：字面意思為「米諾斯的牛」，由「米諾斯」（Minos）和「牛」（Taurus）兩個詞組合而成。

交代他如果凱旋歸來，返航時就在船上揚起白帆，但若不幸遇害，則升起黑帆。

　　離開父親及雅典城與其他十三名年輕人一同抵達克里特島的忒修斯，很快就與國王米諾斯的女兒阿里阿德涅（Ariadne）墜入了愛河，也在她的協助下成功找到了脫離迷宮的方法。

　　為了幫助自己的心上人，阿里阿德涅在忒修斯進入迷宮前交給他一團線球，透過將線球一端綁在入口處，再沿著通道放線進入迷宮的

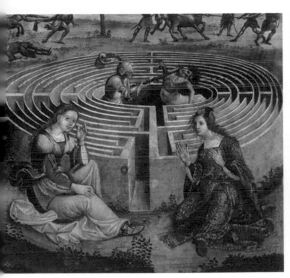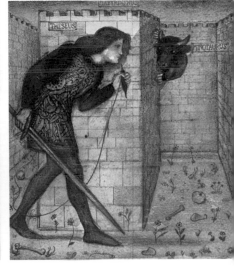

迷宮與進入迷宮的忒修斯。
（左圖）為中世紀畫作，忒修斯被刻畫成身穿盔甲的騎士，並描繪出他在迷宮中心擊退米諾陶洛斯的瞬間。
（右圖）此張畫作描繪了忒修斯在與米諾陶洛斯相遇前，手裡緊握阿里阿德涅所給的線球的樣子。米諾陶洛斯也稍微探出了頭，好像在等待自己的獵物上門，但最終卻只等來了死亡。

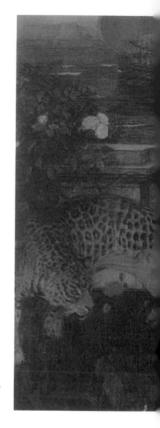

〈被遺棄在納克索斯島的阿里阿德涅〉
（1898年），約翰·威廉·沃特豪斯

機智妙計，忒修斯才得以安然無恙地全身而退。

　　而這種憑藉愛的力量成功走出迷宮的情節設定，看似老套卻又浪漫十足，因為男主角正是倚靠一條纖柔細長但永不斷裂的愛情防線，這才闖出了那暗黑不見五指的危險迷宮啊！

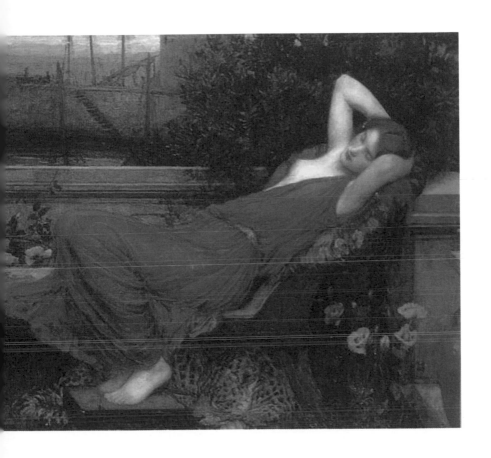

　　從某個角度來看，這與高句麗時代好童王子與樂浪公主的故事也有其相同之處，那就是女主角在愛情面前，最終都走上了拋棄國家這條路。

　　總之，忒修斯果然沒有愧對「傳奇英雄」這個封號，在走出迷宮

之前，他成功殺死了藏匿在迷宮最深處的米諾陶洛斯，也因為他的自告奮勇，那些被作為祭品的年輕人才得以平安獲救。

後來，忒修斯帶著幫助他逃離迷宮的阿里阿德涅一同離開了克里特島，但在返回雅典的路途中，他聽見了一個神諭，神諭指示他：「如果將阿里阿德涅帶回雅典，她將會招來巨大的不幸。」

於是他只得強忍著難過的心情，在一行人航行經過納克索斯島（Naxos）決定暫時休息時，就將熟睡中的阿里阿德涅遺留在島上棄她而去。

一覺醒來的阿里阿德涅發現自己被遺棄時，那種心情肯定是絕望無比吧。據傳阿里阿德涅被心上人無情拋棄後感到一片茫然，而此時酒神戴歐尼修斯突然現身在她面前，不僅給予她安慰還答應娶她為妻，是為後話。

不過其實將敵國公主帶回去當王妃，本身就存在許多現實面的問題，也或許是因為如此，忒修斯才會將她獨自遺留在荒島上吧。

幾經波折總算回到雅典的忒修斯，不知是因為平安返鄉而過於興奮，還是因為不得不背叛愛人而備受打擊，他竟然忘記將船上的黑帆改換成白帆。

結果，當國王埃勾斯在海岸邊看見歸來的船隻仍懸掛著黑帆時，竟因無法抑制失去兒子的哀痛，就從懸崖跳下結束了自己的生命。從此埃勾斯葬身的那片海域，就以他的名字命名，後世都稱之為「愛琴海」（Aegean Sea）。

在回國的同時，聽聞父親死訊的忒修斯幾乎悲慟欲絕，但依舊只

得忍著悲痛登上了王位，正式開始統治雅典王國。成為了國王之後，他取得了許多成就，從此威名遠播。

但不知是否因為他違背初衷，背叛了既是恩人又是戀人的阿里阿德涅，導致他的家庭生活始終都不順遂，又因為如迷宮般錯綜複雜的家族關係，失去了王位被驅逐出境，最後竟就這樣一個人孤單地死去。

由於迷宮的內部結構複雜，難以逃脫，光是在迷宮內走動都會令人感到害怕及暈眩。而人體耳朵內部的「迷路」發生異常，形成迷路炎時（又稱內耳炎），就會引發眩暈症。

初次經歷這種症狀的患者，可能會感到極度的痛苦與恐慌，彷彿就像被困在米諾陶洛斯的迷宮一樣。如此看來，前庭「迷路」這個名稱似乎在各種方面都相當貼切。

4
第一頸椎──阿特拉斯

　　相信各位應該都聽過「Atlas」這個字詞吧，因為在生活中的許多地方都能看到它的蹤影，例如山脈、車款、公司等的名稱，又或是電玩角色與小說的書名等。然而實際上，大部分的人對它的語源及意涵並不了解。

　　阿特拉斯是泰坦神族的一員，他是前面提到的克羅諾斯（宙斯的父親）的兄弟力量之神，伊阿珀托斯（Iapetus）的兒子，也是宙斯的堂兄弟。

　　為了爭奪宇宙霸主的地位，以宙斯為首的奧林帕斯神族，就與世界最初的統治者泰坦神族展開了一場「泰坦之戰」（Titanomachy），結果泰坦神族在這場戰鬥中全面落敗，因此，這些身為反抗一派的巨神們，不是被宙斯禁錮封印在地獄深淵塔爾塔羅斯中，就是以各種的方式受到懲罰。當然，有部分的泰坦神族早就站在了宙斯這一邊，因此他們全都安然無事。

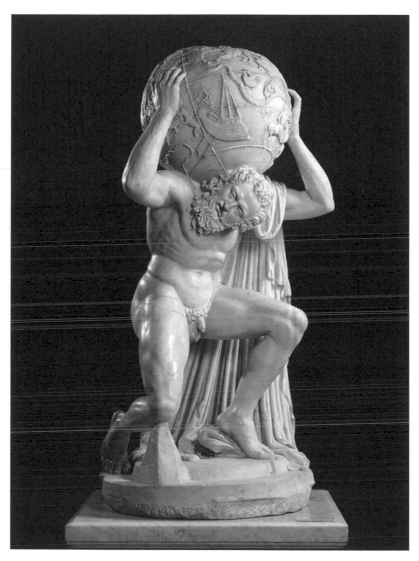

阿特拉斯雕像，這座雕像刻畫出了阿特拉斯獨自扛著天球（「天空」具體化）的
形象。

總之，與大多數的泰坦神族一樣，阿特拉斯也是因為對抗宙斯失敗而受到了重懲，宙斯懲罰他必須永遠支撐起天空的重量。

於是阿特拉斯就被迫將沉重的天空扛在肩上，此後也經常出現在不同的故事中。例如在海克力士的十二項試煉中，有一項是要採回傳說中的金蘋果，而負責看守金蘋果樹的赫斯珀里得斯三姊妹（Hesperides）就是阿特拉斯的女兒，也是象徵夕陽與黃昏的寧芙仙女。當阿特拉斯為海克力士去摘採金蘋果時，海克力士還曾暫時代為支撐起天空過。

後來，由於阿特拉斯無法忍受漫長的懲罰，於是他請求戰勝美杜莎的英雄柏修斯將自己變成了石頭，傳說現在分布在北非摩洛哥的阿特拉斯山脈，就是由他所化成的。

從地理位置來看，這座山脈要比希臘更靠近地圖上的最西邊，且再過去就是一望無際的茫茫大海[14]，或許是因為如此，古希臘人才會認為阿特拉斯是在世界的盡頭支撐著天空吧。

有趣的是，在阿特拉斯頸部後方支撐起整個世界的正是頸椎（Cervical spine）的第一節，而這塊骨頭的英文名稱就叫做「Atlas」。就像阿特拉斯必須扛著比自己巨人的天空一樣，第一頸椎也同樣在支撐著比自己龐大、堪稱是人體中最重要的腦袋。

---

14. 原註：古希臘人將直布羅陀海峽的另一端稱為大洋（Okeanos），而且認為世界的盡頭就在大洋之中。

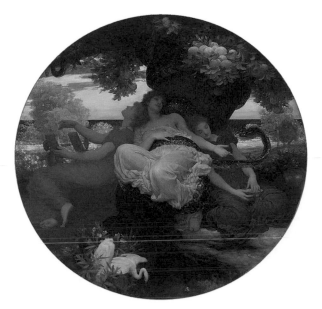

〈赫斯珀里得斯姊妹的果園〉（1892 年），弗雷德里克·
萊頓爵士（Frederic Lord Leighton）

　　考量到人類的大腦可以進行無限的想像與思考，且範圍之廣一如
無垠浩瀚的宇宙，那「阿特拉斯」似乎是再合適不過的名字了。

　　雖然第一頸椎骨折或受損的情況並不常見，大約占急性頸椎損傷
的 2 ～ 13%，占整體脊椎損傷的 1 ～ 2%[15]，不過一旦它發生損傷，
就可能會引發四肢麻痺等可怕的後遺症，因此，若是懷疑患者的第一

15. 原註：Curr Rev Musculoskelet Med. 2016 Sep; 9(3): 255 -262.

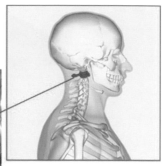

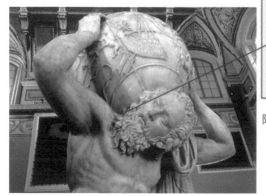

阿特拉斯雕像與第一頸椎位置圖

頸椎受傷，在搬運或治療的過程中就必須格外謹慎。

除了上面提到的赫斯珀里得斯三姊妹，阿特拉斯另外還有七個女兒，她們被統稱為普勒阿得斯。普勒阿得斯（Pleiades）其實就是赫赫有名的七姊妹星團的英文名稱，它是一組可以在金牛座 α 星 ❶ 附近觀察到的星群，韓語稱其為「좀생이별」（Jom-Saeng-I-Byeol）。

或許是因為以肉眼來看，它就像是一團細小、散碎的星星，所以才會用「좀생이」❷ 這個詞來稱呼它吧。

---

❶ 金牛座 α 星：α Tauri，金牛座中最亮的恆星，又稱畢宿五，Aldebaran。

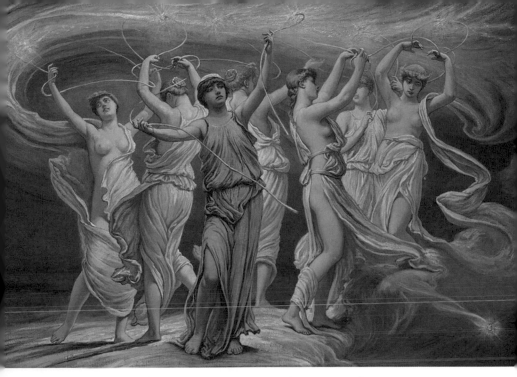

〈普勒阿得斯七姊妹〉（1885年），埃利胡・維達（Elihu Vedder）

　　而普勒阿得斯在東亞文化圈中也被稱作「昴宿」，是負責鎮守西方的白虎七宿之一，若是看過曾經風靡一時的日本漫畫《幻夢遊戲》的讀者，應該會對這些名稱感到非常熟悉，雖然漫畫的內容主要是圍繞在守護南方的朱雀巫女與朱雀七星士身上，昴宿只有短暫地出場了一下。

❷ 좀생이（Jom-Saeng-I）：是細小、七零八碎的意思。

七姊妹中最年幼的墨洛珀（Merope）嫁給了科林斯（Kórinthos）的國王薛西弗斯（Sisyphus）。眾所周知，薛西弗斯因為欺騙奧林帕斯諸神，因此被懲罰必須將一塊巨石推上山頂，但到達山頂後巨石又會滾回山下，他的刑罰將如此永無止境地重複下去。

　　相傳墨洛珀因為丈夫和父親皆受到神的嚴懲而感到傷心或感到羞愧，於是從此就遮住面孔不願見人，而實際上的情況也與傳說不謀而合，因為當我們以肉眼仰望夜空時，就會發現七姊妹星團中那顆最昏暗、最難辨認的星星正好就是墨洛珀。

5
處女膜──海門納埃斯

　　位於陰道口附近的處女膜（又稱陰道冠）是陰道前庭與陰道的分界線，其整體結構是由黏膜組織和纖維性結締組織所組成。實際上，處女膜並不會完全遮蔽陰道口，它是一片環繞著陰道壁延伸的組織結構，並可能會因為性行為或其他劇烈運動而破裂。

　　如果陰道口被處女膜完全遮住，則可能是罹患了所謂「處女膜閉鎖」（Imperforate Hymen）的疾病，此時必須前往醫院接受手術切除才行。

　　處女膜的英文醫學名詞「Hymen」，其語源為古希臘神話中的「婚姻與婚禮之神」──海門納埃斯（Hymenaios）。

　　海門納埃斯是掌管愛情與性慾的神祇「厄洛特斯」（Erotes）中的一員，他的兄弟還包括了愛神厄洛斯（Eros）等。

　　據傳海門納埃斯經常會以長有翅膀的小孩或少年的形象出現，一如他的兄弟厄洛斯。此外，他也是婚禮詩歌與歡慶音樂的擬人化神。

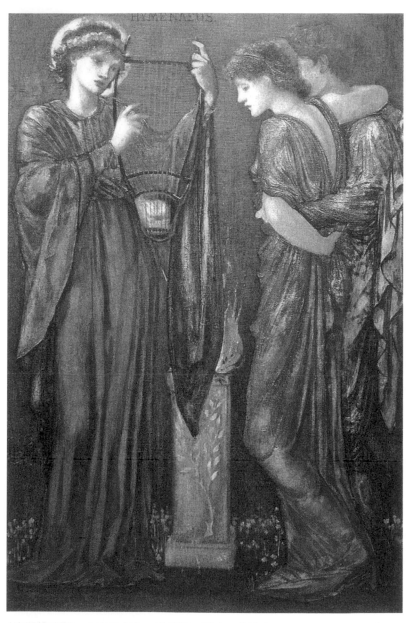

〈海門納埃斯〉（1869 年），愛德華‧伯恩－瓊斯（Edward Burne-Jones）

身為「厄洛特斯」之一的海門納埃斯，有一說他與厄洛斯同樣都是愛神阿芙羅黛蒂的兒子，然而他作為音樂詩歌的擬人化神，也有一說他是主司文藝的九位「繆思女神」（Musen）中負責弦樂和史詩的卡利俄佩（Calliope）與太陽神阿波羅的兒子。

　　海門納埃斯在希臘神話中出現的次數並不頻繁，不過他在最美麗的悲劇之一〈奧菲斯與尤瑞迪斯〉（Orpheus and Eurydice）的故事中曾被短暫提及。

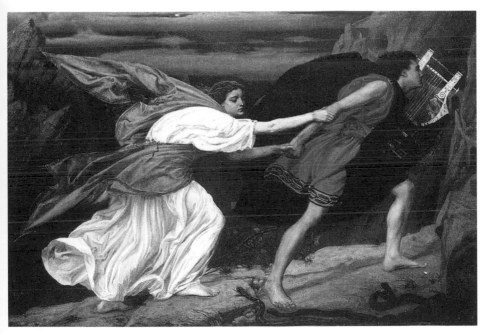

〈奧菲斯與尤瑞迪斯〉（1862 年），愛德華‧約翰‧波因特（Edward John Poynter）畫中描繪了奧菲斯在冥界努力尋找心愛妻子的景象。

奧菲斯是希臘神話中最偉大的音樂家，他與美麗的仙女尤瑞迪斯互相深愛著彼此，但是在命運的捉弄下，尤瑞迪斯卻不幸被毒蛇咬死。

為了尋找尤瑞迪斯的靈魂，奧菲斯來到了冥界，他一路彈奏著淒美動容的樂曲，試圖將尤瑞迪斯帶回人間，但是在陰陽兩界的交接處，他又再次錯失了愛人，於是故事最後只能以悲劇收場。

事實上，在這對戀人的婚禮上早就出現了悲劇的徵兆。據說到場參加婚禮的海門納埃斯，並未替他們帶來好的預兆，因為他手持用於祈福的火炬竟冒出了刺鼻的煙霧，使得在場的眾人紛紛落下了眼淚。

雖然海門納埃斯在奧菲斯的故事中是以悲劇的徵兆現身，但實際上在所有的婚禮上，海門納埃斯都是向新人唱頌祝福之歌與給予祝福的神祇。

在過去，人類的平均壽命較短，早婚的情況十分普遍，並且特別重視女性的貞操。或許是因為如此，人們認為女性的處女膜在婚禮之前不該受到損壞，所以才會借用海門納埃斯的名字來為這塊身體組織命名。

6
阿基里斯腱——阿基里斯

　　這次我想來談談「弱點」的代名詞，阿基里斯腱。在前面章節，我們曾講過一位英雄因海卓拉的劇毒死亡，當時短暫提到了阿基里斯（P.82），而這位阿基里斯，就是特洛伊戰爭故事中名副其實的英雄，沒有人能打敗他。

　　而特洛伊戰爭為希臘的邁錫尼文明和特洛伊文明這兩個文化圈之間爆發的激烈衝突，這不僅是希臘神話中規模最大的戰事，同時也是一部動員全希臘的英雄好漢，以及特洛伊王國和其同盟國英雄們的華麗史詩。

　　《伊里亞德》一書將引發特洛伊戰爭的導火線解釋為是因為斯巴達王國的公主——海倫的婚姻。在神話中，海倫是位大美人，其美貌可說是無人能敵。而說到這位美人的誕生過程，可謂是非比尋常。

　　海倫的母親是麗達王妃，她與變身成天鵝的宙斯以及與國王丈夫汀達柔斯（Tyndareus）結合後，生下了兩顆蛋。雖然人會生蛋這件事聽起來很荒謬，但我們可以將它視為是一種人從「蛋中」誕生的民間

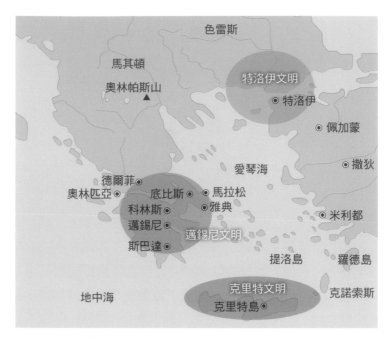
特洛伊戰爭是邁錫尼文明與特洛伊文明之間的衝突。

傳說，好比我們說建立韓國古新羅時代的始祖朴赫居世是從蛋中出生的一樣。

　　這兩顆蛋誕生出了兩對雙胞胎，共四個兄弟姊妹。雙胞胎兄弟分別是卡斯托爾（Castor）和波呂丟刻斯 ❶；而雙胞胎姊妹則分別叫海倫和克呂泰涅斯特拉（Clytemnestra）。

　　其中卡斯托爾和克呂泰涅斯特拉是國王汀達柔斯的孩子；而波呂丟刻斯和海倫是宙斯的小孩。以現代醫學的角度來看，兩個男性的精子在一個女性的卵子中受精的現象，即所謂的「重複受精」或是「重

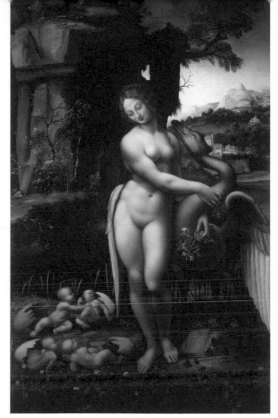

〈麗達與天鵝〉（1508〜
1515年），李奧納多・達文西
（Leonardo Da Vinci）
畫面左卜方清楚描繪了從兩顆
蛋中各生出一對雙胞胎的景象。

複懷孕」的情況非常罕見，且機率極低，而這也可以稱為「異父複孕
受精」（Heteropatcrnal superfecundation）。

　　卡斯托爾和波呂丟刻斯這對雙胞胎兄弟是著名的英雄，人們稱呼

---

❶ 波呂丟刻斯：在英文中也稱作波路克斯（Pollux），但在希臘文中稱為波
　　呂丟刻斯（Polydeuces）。

他們為迪奧庫洛（Dioscuri），至今仍有傳說表示兩人後來成為雙子星座，直到現在，都還留在黃道十二宮上。雙子座上最亮的兩顆星就是以他們的名字命名，而神奇的是，波呂丟刻斯繼承了宙斯的血脈，而名為波呂丟刻斯的那顆星星，光芒也較為閃耀。

克呂泰涅絲斯拉身為海倫的姊妹，樣貌同樣出眾，她後來嫁給了邁錫尼的國王阿伽曼儂（Agamemnon）為妃，但她在特洛伊戰爭之後淪為一樁悲劇的主角。而這樁悲劇也成了「厄勒克特拉情結」（Electra complex）❷ 的原型，我們之後會再談談這個故事。由此可知，這四個兄弟姊妹的人生都很不尋常。

出生自蛋裡的四個兄弟姊妹之中，最有名的是海倫。她美若天仙，在希臘神話裡被譽為是「人類女性」中最美麗的女人，因此有許多英雄都想要成為她的丈夫。

我們曾在前面提到雅典的英雄忒修斯（Theseus）對當時還是少女的海倫一見鍾情，還曾經綁架過她。姑且不論誘拐是一項罪行惡大的犯罪行為，由此我們可以推測海倫的確有著傾國傾城的美貌。

因海倫實在太美，許多人都來向她求婚，不過由於求婚者眾多，若沒有妥善處理，很可能會導致整個希臘都發生戰爭。為了解決這個問題，伊薩卡島（Ithaca）的求婚者奧德修斯（Odysseus）❸：提出了

---

❷ 厄勒克特拉情結（Electra complex）：又稱為「戀父情結」，是指女兒的潛意識裡一種愛慕父親、忌妒母親的心理。

一個計策，那就是無論海倫最後選了誰，今日所有的求婚者都必須接受這個結果。也就是說大家要結盟，共同阻止日後妨礙這場婚姻的人。

當然，雖然這的確是個神通妙計，但最終就連奧德修斯本人也被扯下水，不得不參與特洛伊戰爭。假如日後的奧德修斯看到這一幕，應該會想攔阻當下的自己提出這個計策吧。

最終，海倫嫁給了阿伽門儂的弟弟——墨涅拉俄斯（Menelaus）王子，藉由此次婚姻，墨涅拉俄斯成為斯巴達的國王。而奧德修斯則和海倫的堂姐潘娜洛比（Penelope）結婚，成為希臘神話中最恩愛的一對夫婦。

就這樣，轟動全希臘的徵婚風波似乎畫下了圓滿的句點，但若是每個人就這樣長長久久地過著幸福快樂的生活的話，特洛伊戰爭就不會爆發了，希臘神話後半部的高潮也就會全都消失不見了。由此可見，命運並沒有放過海倫。海倫和墨涅拉俄斯結婚後，生下了女兒赫耳彌俄涅（Hermione）❹。就在一家人過著幸福快樂的生活時，某天，特洛伊的王子帕里斯來訪問斯巴達。

事實上這個帕里斯也是位命運多舛的王子。帕里斯出生時，曾有預言表示他將會使特洛伊滅亡，因此他出生後就被丟棄在外，後來才

---

❸ 奧德修斯（Odysseus）：意指「受憎惡之人」，只要仔細閱讀希臘神話後，就會認為這個名字取得再合適不過了。

❹ 赫耳彌俄涅（Hermione）：和系列小說《哈利波特》裡的「妙麗」同名。

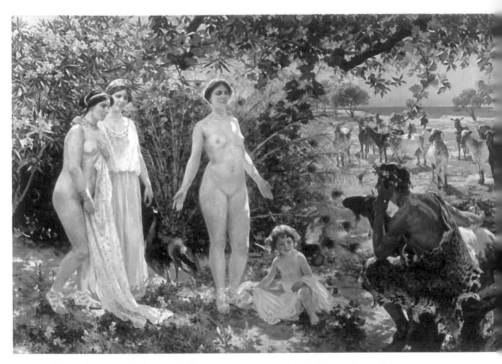

〈帕里斯的裁判〉（1904年），恩里克・西蒙奈（Enrique Simonet）

重新回到王室。不過帕里斯到底還是特洛伊的王族，長得也相當俊美。
再加上他曾在阿芙羅黛蒂、雅典娜和赫拉參與的[16]奧林帕斯女神選美

---

16. 原註：阿芙羅黛蒂、雅典娜與赫拉等三位女神皆參加了那場婚宴，相傳
   這場糾紛始於不和女神厄里斯在阿基里斯的父母——「忒提斯與佩琉斯的
   婚宴」上所掏出的一顆金蘋果，因為金蘋果上頭刻著「獻給最美麗的女
   神」等字句而引起。

大會中選擇了美神阿芙羅黛蒂，因此阿芙羅黛蒂承諾他，會讓他娶到全世界最美麗的女人。

　　雖然帕里斯像個公子哥兒，在各方面都與王族的形象不怎麼匹配，但總之，他確實被賦予了不平凡的命運，而這個不凡的命運齒輪從帕里斯訪問斯巴達的時候開始運轉了。阿芙羅黛蒂女神為遵守約定，便命令自己的兒子厄洛斯向海倫射出金箭，讓海倫陷入愛河。

　　被愛情籠罩的海倫無法拒絕帕里斯的求愛，於是她拋棄一切，和帕里斯一起逃回特洛伊。帕里斯的哥哥，也就是特洛伊的大王子赫克托爾，事後得知此事時差點沒氣得昏過去，因為帕里斯僅為了自己的愛情，竟就帶著別國的王妃逃跑。何況人家海倫在斯巴達過得好好的，

〈海倫與帕里斯之戀〉（1788 年），賈克—路易·大衛（Jacques-Louis David）

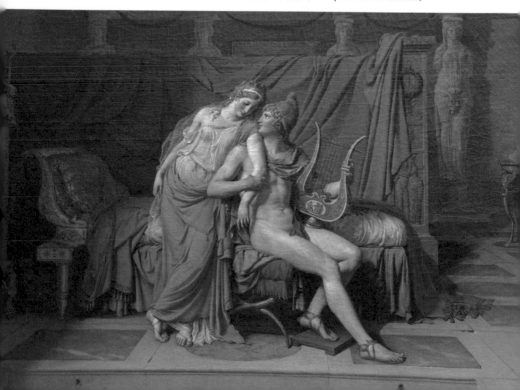

並且希臘全國的英雄好漢們都曾發誓過會守護她的婚姻，到頭來，這無異於是在特洛伊投下一顆未爆彈，赫克托爾因此陷入了苦惱。

然而特洛伊王室因家族之間的關係良好，他們選擇了庇護帕里斯王子，還熱情地款待海倫，歡迎海倫成為他們的新媳婦。當然，縱使有這般溫馨的親情，也難逃與希臘一戰。

墨涅拉俄斯和阿伽門儂以守護海倫的誓言為藉口，要求所有的希臘英雄全數加入戰事、找回海倫，並打算順便攻陷特洛伊，獲取龐大的戰利品。

而先前提出同盟之計的奧德修斯，同樣也接到了參戰要求。不過奧德修斯不願放棄幸福的婚姻生活，於是便使出招數以躲避徵召，成為希臘神話中第一個逃避兵役的人物。

奧德修斯假裝自己突然像是患上精神病一樣，以現代醫學用語來說，就好比思覺失調症（Schizophrenia）發作，做些掩人耳目的行為，像是把驢子綁在犁上，一邊耕田一邊撒鹽巴，然後做出祈求穀物豐收等奇怪的舉動。

不過人們並不相信這位希臘最有智慧的英雄會突然發瘋，便讓奧德修斯的幼子坐在犁具前面，等待奧德修斯的靠近。由於奧德修斯不忍心傷害兒子，只好停下耕作，放棄裝瘋賣傻，參與進這場戰事。

---

❺ 忒提斯（Thetis）：海洋寧芙涅瑞伊得斯之一，與身為凡人的丈夫結合生下阿基里斯。

然而既然木已成舟，也或許是因為有了「不能只有我去！」的念頭，他甚至還找出了躲藏中的阿基里斯，說服了他上戰場。

　　由於當時阿基里斯接收到了神喻，說他「如果參戰得到光榮就會死亡」，所以正以女裝姿態藏身中。準確來說，是因為阿基里斯的母親忒提斯（Thetis）❺女神極其疼愛他，才將他打扮成女裝藏起來。哎，這位也算是一種逃兵呢。

　　阿基里斯被奧德修斯發現時，經常被描繪成過於公然地拿起劍或者盾牌類的樣子，就如同安潔莉卡・考夫曼（Angelica Kauffmann）的圖畫，我們甚至可以從畫作的這頭感受到奧德修斯的心情，像是在

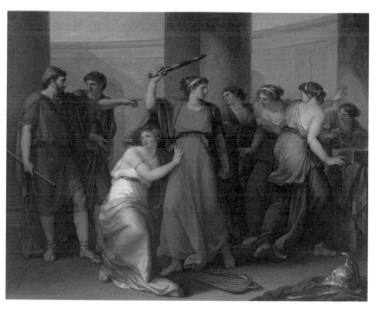

〈奧德修斯發現阿基里斯〉（1786～1789 年），安潔莉卡・考夫曼（Angelica Kauffmann）

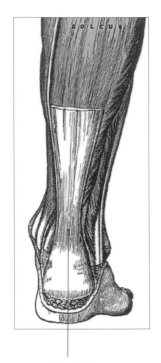

阿基里斯腱

說「你這傢伙，被我抓到了！」

就這樣，在海倫婚姻的一連串連鎖反應下，連阿基里斯也加入了戰爭，由此，參與特洛伊戰爭的希臘夢幻陣容終於組合完成。

阿基里斯的母親忒提斯在得知自己的兒子最終還是被拉去戰場之後，便拜託工匠之神赫菲斯托斯準備最上等的盔甲和盾牌等神器。另外，因為兒子不像自己一樣有不老不死之身，她擔心兒子可能會發生危險，因此對他千叮嚀萬囑咐，要阿基里斯處處提防、時時小心[17]。

最終阿基里斯因奧德修斯的「水鬼計劃」參戰，他在戰場上活躍的表現，大大推動希臘陣營取得勝利，印證了「最後參

---

17. 原註：阿基里斯是忒提斯與凡人佩琉斯所生的兒子，因此他並不具有永生不朽的神力。相傳在阿基里斯剛出生時，忒提斯為了替他祈求不死之身，於是就將他浸泡在斯提克斯河之中，但由於忒提斯用手抓住了他的腳後跟，於是那塊被手掌覆蓋的部位便沒有泡到河水，所以這部分就成為了他的弱點。斯提克斯河是冥界的五條河流之一，每當眾神要許下重要的誓言時，都會以它的名義來起誓，相傳只要用該河的河水來沐浴，就能成為不死之身。

加的人是主角」這個說法。

　　儘管他在戰爭中與其他希臘的英雄曾有過摩擦，也失去了珍貴的好友帕特羅克洛斯（Patroklos），但也因擊退了無數個特洛伊方的好漢與士兵，獲得巨大的戰功。

　　不過既然獲得了榮耀，接下來就如預言所說，死亡正在等著他，最終，阿基里斯被帕里斯的毒箭射中後腳跟而死亡。

　　阿基里斯腱（Achilles tendon）連接了腳跟骨和小腿肌肉，是一個關係到踏步等動作的部位，因此對於人在行走、跳躍或跑步等方面來說相當重要。雖然它是人體中最強健的韌帶，但由於經常使用，因此也相對容易造成損傷，也有不少患者因為肌腱發炎或是肌腱斷裂等原因去骨科看診。

　　阿基里斯腱一旦發炎或者斷裂，就會引發嚴重的疼痛，導致無法正常行走或跑步。在古代刑罰中也有一項名為「刖刑」的酷刑，也就是乾脆切斷阿基里斯腱，若阿基里斯腱斷裂，就會對日常生活造成很大的不便。

　　尤其是在古代社會中備受重視的戰士，對他們來說，阿基里斯腱斷裂就和喪失作戰能力一樣嚴重，因此刖刑可說是非常殘酷的刑罰。

　　我想，會有「偉人的英雄阿基里斯因後腳跟中箭而死亡」這個設定，可能有部分是為了帶來神話般的趣味吧。不過一旦阿基里斯腱受損，就無法參軍或是參與辛苦的勞動，在古希臘人看來，這就和社會性死亡沒什麼兩樣。或許阿基里斯的故事是在比喻這件事也不一定。

CHAPTER

4

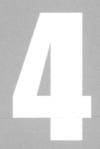

源自神話的病症

如今人類的軀體內，仍潛藏著一整部神話宇宙：
巨人症源自於比奧林帕斯諸神更古老的泰坦神族、
雌雄同體症是一次男神與仙女意外地結合、
蛇髮女妖美杜莎的頭顱，至今仍在我們的肚皮上張牙舞爪……

1
巨人症──基迦巨人

　　希臘羅馬神話中雖然有各式各樣的怪物、怪獸及神明，但最讓奧林帕斯之神深感危機的對象，非「基迦巨人」莫屬。而這些基迦巨人曾經引發過一場戰爭，那就是巨人戰役（Gigantomachia）❶。

　　巨人症的英文單字「Gigantism」一詞，源自希臘神話中代表巨人的「Gigas」，準確來說，是源自複數型「Gigantes」。儘管現在比起「Gigas」這個單字本身，我們更常將它用在「千兆網路」或「十億位元」（Gigabit）等用語，但實際上這個字的原意是指「神話中如怪物般的巨人」。

　　順帶一提，兆位元組（Terabyte）❷是用英文單字「兆」（Tera）組成的用語，而「Tera」一詞源於大地之母蓋亞的拉丁語名特魯斯

---

❶ 巨人戰役（Gigantomachia）：意指和基迦巨人的戰爭。
❷ 兆位元組（Terabyte）：10 的 12 次方位元組。

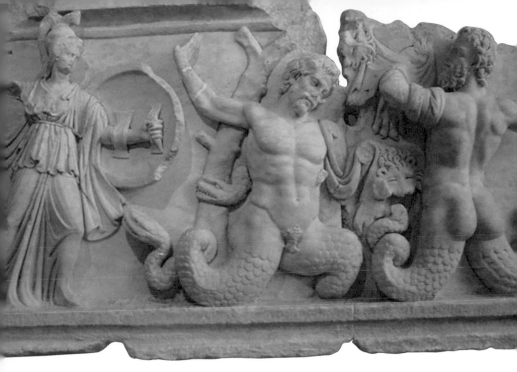

描繪基迦巨人形象的浮雕

（Tellus），可見母親是很偉大的。

　　這些巨人是由烏拉諾斯與大地女神蓋亞所生的。烏拉諾斯可說是
眾神之父，他不僅和蓋亞生下了泰坦神族，還生下了百臂巨人赫卡同
克瑞斯（Hecatoncheires）❸，和獨眼巨人三兄弟（Cyclops）❹ 等幾個
巨人。看到子女們個個力量強大，烏拉諾斯倍感威脅，擔心自己王位

---

❸ 赫卡同克瑞斯（Hecatoncheires）：意思是具有一百隻手，也有其他傳說主
　張百臂巨人有五十個頭和一百條手臂。

不保，因此他將這些怪物關進大地深處，也就是蓋亞的體內。

　　大地女神蓋亞有著無比的母愛，她見丈夫囚禁自己的孩子，怒而展開報復，最後她命令其中一個兒子克羅諾斯將烏拉諾斯閹割。據說此時烏拉諾斯流出的鮮血生出了基迦巨人、憤怒女神和梣樹的寧芙仙女；而被扔進海裡的生殖器則冒出了泡沫，美神阿芙羅黛蒂就此誕生。

　　就這樣，失去陽剛之氣的烏拉諾斯不再是眾神之王，改由兒子克羅諾斯接任王位。然而克羅諾斯也同樣不願解除束縛兄長們的封印，所以後來就如同蓋亞的詛咒所預示，克羅諾斯被自己的兒子宙斯奪走了王位。

　　宙斯奪取王位後，釋放了他的叔輩百臂巨人和獨眼巨人，為表示對姪子的感謝，他們決定報答宙斯──百臂巨人使出威力，用一百隻手臂扔擲岩石；獨眼巨人則利用手藝，提供宙斯最厲害的武器。

　　他們打造了「雷霆」（Astrape）❺給宙斯，替海神波賽頓打造了三叉戟，也給了冥王黑帝斯一個可以讓身體隱形的頭盔。由於這些武器的驚人力量，奧林帕斯眾神才得以在與泰坦神族的戰爭中獲勝。

　　但勝利消息傳來後，蓋亞又因為孫子們的以下犯上而動怒，這次她找來巨人族，煽動他們反抗奧林帕斯眾神，這便是開頭提到的「巨

---

❹ 獨眼巨人三兄弟（Cyclops）：相傳他們只有一隻眼睛，或是有第三隻眼睛嵌在額頭上。

❺ 雷霆（Astrape）：音譯為「阿斯特拉佩」，據說形態是閃電狀的矛。

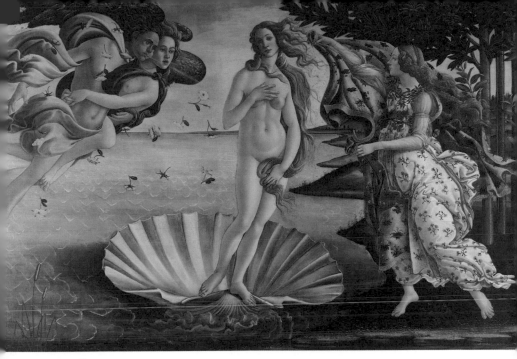

〈維納斯 ❻ 的誕生〉（1482～1486）波提切利（Sandro Botticelli）
令人感到有趣的是，「愛與美的女神」和「基迦巨人」的誕生時間與誕生條件幾乎雷同。

人戰役」。當然，由於之前在和泰坦神族戰鬥時，宙斯已經從百臂巨
人那裡得到了武器，因此這次與巨人族的戰爭以勝利告終。

　　很久之後，蓋亞不甘落敗，於是戰爭又再次上演，是為第二次巨
人之戰，這次因為海克力士這位神話中最厲害的英雄在死後成為了神
祇，馳騁戰場，使宙斯再次取得勝利。而在這之後，不知是不是厭倦

---

❻ 維納斯：阿芙羅黛蒂在羅馬神話中的名字。

了家族鬥爭，再也沒有出現蓋亞發怒的消息了。

神話裡的巨人是由蓋亞女神所生，但源自他們名字的巨人症，則是因生長激素分泌過多所造成。也就是說，由於腦下垂體腫瘤等原因造成生長激素分泌過多，導致身高異常變高。

如果生長激素在生長板閉合前分泌太多，就會使身高整體生長，形成巨人症；若生長激素是在生長板閉合後分泌過多，那就會出現肢端肥大症（Acromegaly），只有肢端部位生長異常。巨人症的代表性例子就是《聖經》裡的歌利亞（Goliath）。在歷史或傳說中有無數個身軀龐大的巨人，我想，他們之中有部分應該是出現了這種症狀。

2
獨眼畸形 —— 獨眼巨人

　　獨眼畸形指的是胎兒在形成過程中，眼睛無法分離成兩個眼窩，只能合在一起以單一一隻眼睛出生。該疾病的英文單字為「Cyclopia」，而這個單詞的字源也同樣能從希臘神話中找到。

　　在希臘神話中可以看到各種不同的異形生物，其中之一便是獨眼巨人，獨眼巨人族被稱為賽克洛普斯（Cyclopes），以希臘語來說，又稱為庫克洛普斯或是奎克洛普斯。最先出現的獨眼巨人族活躍於前面提到的巨人戰役時期，他們是烏拉諾斯與蓋亞在早期生下的神族，也是百臂巨人赫卡同克瑞斯的兄弟。

　　代表性的獨眼巨人有三位，分別是布龍特斯（Brontes，意指雷聲）、史特羅佩斯（Steropes，意指閃電），和阿爾格斯（Arges，意指閃光），他們在泰坦之戰與巨人之戰兩大戰役中同宙斯以及奧林帕斯諸神們並肩作戰，並打造出閃電矛這個武器，幫助宙斯取得了勝利。

　　第一代獨眼巨人主要以擁有超群的手藝而聞名，人們認為他們的實力比工匠之神赫菲斯托斯還要優秀。從某種角度上來看，他們或許

就相當於北歐神話的侏儒、知名奇幻電影《魔戒》（*The Lord of the Rings*）的諾多族精靈或矮人的前人，或更進一步來說，是現代工程學家的始祖。

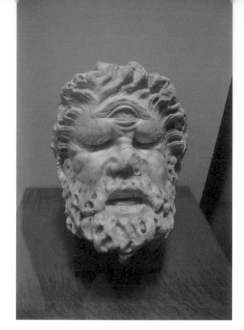

波呂斐摩斯的形象

然而能力優秀不代表在後世流傳的知名度就高，在希臘神話中最有名的獨眼巨人不是活躍於眾神之戰的三兄弟，而是他們的姪孫輩，波呂斐摩斯（Polyphemus）。

波呂斐摩斯是《奧德賽》（*Odyssey*）❶一書中主要的反派角色（Villain）之一，《奧德賽》可視為是《伊里亞德》的續篇。波呂斐摩斯本是海神波賽頓與不知名的寧芙仙女所生的賽克洛普斯，但事實上，我們無從準確得知他為什麼會被設定成是波賽頓的兒子，而非早期賽克洛普斯的子嗣。

若從現代醫學角度發揮想像力，波賽頓會生出獨眼巨人，有可能是因為隱藏於基因的性狀表現出來的緣故。

---

❶ 《奧德賽》（*Odyssey*）：敘述希臘伊薩卡島的英雄奧德修斯在戰爭結束後經歷的十年返鄉旅程。

由於波賽頓也是烏拉諾斯和蓋亞的孫子，若從當時家族多是近親結婚這一點來思考，也許和畸形有關的遺傳基因，早在某個時刻就已經顯露出來了，但也有可能與波賽頓視各種神祕怪物為後代的特性有關；再則，也因波賽頓負責掌管大海這個波濤洶湧、廣大又未知的世界，因此人們也可能相信他具有能力，能使各種奇異的生物懷孕。

　　總之，波呂斐摩斯在經歷一段悲劇性的戀情後，他就像個孤家寡人，獨自在一座安靜的島上過著牧羊的生活。這段戀情的前因後果大概是這樣：

　　波呂斐摩斯單戀上美麗的海洋寧芙葛拉蒂❷，為了討好她，波呂斐摩斯做出許多努力，像是改變造型，讓自己看起來更穩重一些等，但儘管如此，他還是沒能贏得葛拉蒂的芳心。

　　就在波呂斐摩斯努力博得葛拉蒂注意的時候，葛拉蒂愛上了牧羊神潘（Pan）❸的兒子阿喀斯（Acis）❹。波呂斐摩斯看到兩人熱戀的模樣，油然生起了妒忌之心，可能是因為之前不管自己如何熱烈地追求，葛拉蒂都不為所動，而如今，她卻戀上一個在各方面都和自己截

---

❷ 葛拉蒂：她是泰坦神族的海神涅柔斯之女，也是眾多海洋寧芙──涅瑞伊得斯的其中一位。

❸ 牧羊神潘（Pan）：在羅馬，人們稱他為法烏努斯（Faunus），是一位頭上長著山羊角，下半身是羊的神祇。

❹ 阿喀斯（Acis）：據說阿喀斯與自己父親的長相截然不同，是一名絕世的美少年。

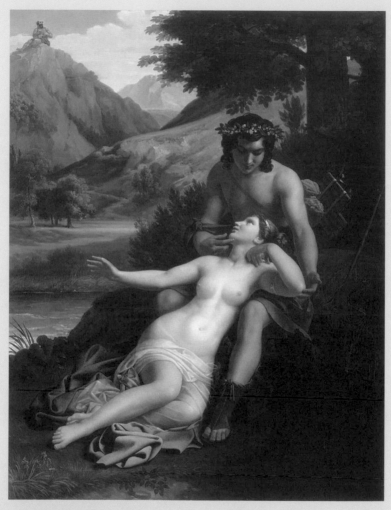

〈葛拉蒂與阿喀斯之戀〉（1827 年），亞歷山大・查爾斯・吉勒莫特
（Alexandre Charles Guillemot）

然不同的美少年，因此，波呂斐摩斯才會感到憤怒又絕望吧。

就這樣，被嫉妒蒙蔽眼睛的波呂斐摩斯看到正在情話綿綿的葛拉蒂和阿喀斯，這幅兩人你儂我儂、好不甜蜜的情景，點燃了波呂斐摩斯內心那把嫉妒之火，最後他忍不住拿起一塊大石頭朝兩人丟去，砸死了阿喀斯，而受驚嚇的葛拉蒂則逃回大海。這可說是一起因嫉妒而發生的殺人事件。

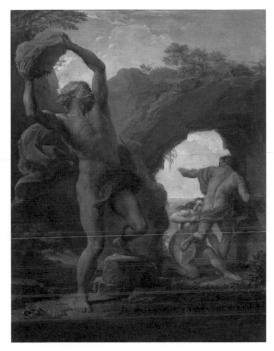

〈阿喀斯與葛拉蒂〉（1761 年），龐培奧·巴托尼（Pompeo Batoni）

然而，波呂斐摩斯扭曲的憤怒並沒有就此停止，之後他開始吃人，不斷助長對阿喀斯以及自己無法實現的愛情的怒火，就這樣，他從賽克洛普斯變成了食人怪。

對於只知道波呂斐摩斯傳說的人來說，可能會覺得早期獨眼巨人驚為天人的手藝，或在泰坦之戰中活躍的表現，和他後期的形象反差很大。但從另一方面來看，可能就是因為巨人族的智能很高，所以才會被愛情所帶來的情緒反噬所摧毀。

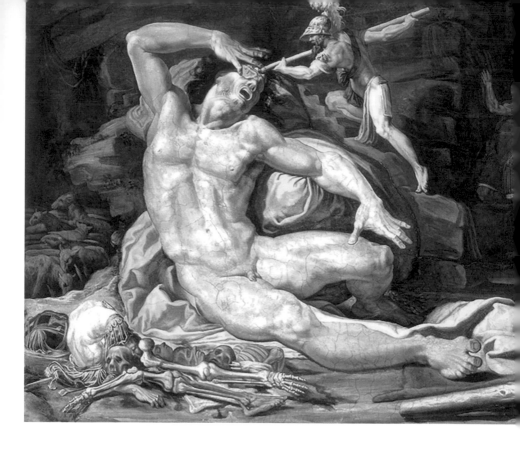

　接著讓我們再將故事主軸拉回到《奧德賽》吧。在波呂斐摩斯成為食人怪後某一天，奧德修斯一行人來到了他的小島。當時特洛伊戰爭方落幕，他們剛離開特洛伊沒多久，為了補充備品以應付漫長的歸航，才暫時停留在這座島上。換句話說，他們並不知道這裡居住著食人怪。

　在島上尋找糧食時，奧德修斯與手下們不小心走進了波呂斐摩斯的洞窟，結果便被回來洞窟的波呂斐摩斯給抓個正著，然後奧德修斯的手下們就像零食那樣，一下子就被他吞吃進肚子裡。也有說法是波

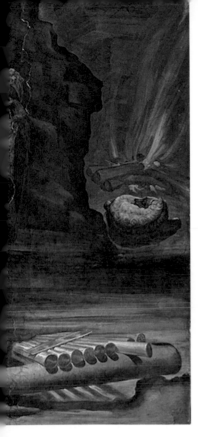

〈奧德修斯刺瞎波呂斐摩斯的眼睛〉（1550～1551年），佩萊格里諾·蒂巴爾迪

呂斐摩斯一次抓住兩個人，先把他們往牆上丟擲，等弄死之後再把屍體吃掉，就連腦髓也吸食得一乾二淨。

　　總之，為了從這駭人的情況中脫身，奧德修斯運用他最擅長的智慧，想出了一個辦法。他又是對波呂斐摩斯畢恭畢敬，又是送葡萄酒給他、討他歡心。

　　波呂斐摩斯看到眼前這個人為了討好自己，還特意送上美酒，便對他產生了好感，便問奧德修斯叫什麼名字，奧德修斯笑笑地回答說自己的名字叫做「烏提斯」（Outis），而這個單字的意思是「沒有人」。

波呂斐摩斯開開心心地接過酒來，在一杯杯美酒下肚之後，他終於不勝酒力，失去意識醉倒，陷入了沉睡之中。由於洞窟入口尚有大石頭擋住，只有波呂斐摩斯才能將其移動，於是奧德修斯和其他幾名倖存的手下便趁機把木樁插進波呂斐摩斯的眼睛，然後將他的眼睛給拔了出來。

　　波呂斐摩斯因眼睛被拔掉的痛楚而驚醒，然而這時的他已經全瞎，無法馬上找出奧德修斯與他的手下。他痛苦地不斷發出哀號聲，轉而向其他獨眼巨人尋求協助。

　　同伴們先是問波呂斐摩斯：「是誰弄傷你的？」而後者回答：「是烏提斯（沒有人）做的！」結果只換來同伴的一句話，說：「如果是沒有人做的，那就屬於神靈的力量了，我們幫不了你。」

　　不得不說，奧德修斯的智慧在此時發揮了很大的作用。

　　待隔天黎明到來，奧德修斯與倖存的手下們計劃混入賽克洛普斯飼養的羊群中，跟著羊群一起走出洞窟。但波呂斐摩斯早就預料到這一點，便站在洞窟口守著，只讓自己的羊過去。且為了確保人類沒有混在羊群之中，他還在每一頭羊經過的時候，伸手撫摸牠們的背，確定沒問題之後才放牠們走。

　　這時奧德修斯又再次想出一招妙計，他要手下們以倒吊的姿態躲在羊的腹下，緊緊抓著羊的厚毛讓羊運送他們出去。由於波呂斐摩斯沒並有想到要檢查羊腹，結果便讓奧德修斯和他的手下用這種方式全都逃走了。

　　奧德修斯在緊張得捏了一把冷汗之後，好不容易逃出了小島，然

而當他一登船出海，就生出主意，想要氣氣波呂斐摩斯。等到船隻稍微遠離岸邊時，他就馬上向在岸邊徘徊的波呂斐摩斯大聲叫囂，內容翻成白話後，大意如下：「把你弄瞎後逃跑的人是我，奧德修斯，你這個中計的蠢蛋。」

如果奧德修斯出生於現代，應該會是曠世鍵盤魔人或是在網路上到處出沒的酸民吧。

由於波呂斐摩斯只是雙眼失明而已，耳朵並沒有聾，一聽到奧德修斯這番嘲諷，他氣得七竅生煙，撿起大石頭就開始朝聲音傳來的方向丟過去，他的力量之猛，要是再丟遠一點，就會擊中船隻，使船解體，讓所有船員都成為了魚飼料。據說奧德修斯的手下們為了防止這種情況發生，都趕緊跑去摀住他的嘴巴，不讓他繼續講下去。

不論是在失去愛情（雖然比起失去，更像是貪圖得不到的東西），還是失去眼睛的時候，波呂斐摩斯都只會亂丟石頭，以破壞性的舉動表達自己的情緒，不免令人覺得這個怪物有點可憐。

〈奧德修斯與波呂斐摩斯〉（1896 年），阿諾德・勃克林（Arnold Böcklin）

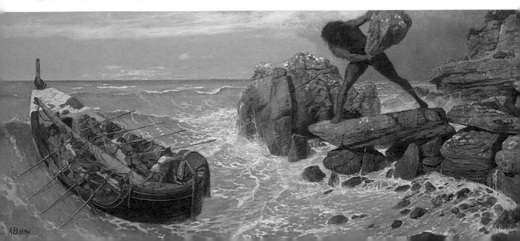

想當然耳，說話輕浮的奧德修斯因這次挑釁得罪了波呂斐摩斯的父親波賽頓，而被詛咒往後十年都要在海上漂流。其實以現在來看，特洛伊和伊薩卡島之間的距離以海路來說大概是一千公里，若使用現代船舶航行，只需二十個小時就能抵達。也就是說，不管古代的船隻再怎麼緩慢，也不需要花上十年的時間。

　　雖然我不確定這樣說是否合適，但我認為這與《聖經·出埃及記》（*Exodus*）中描寫猶太人在沙漠跋涉四十多年的內容差不多，可以說，這兩個故事皆同時強調了神所降下的詛咒有多沉重，以及傲慢帶來的危險。

3

雌雄同體症
——赫馬佛洛狄忒斯

　　人類是兩性生殖動物，有男性和女性兩種性別，不過也有一些罕見的例子，是在出生的同時就完全或部分擁有兩個性別的生殖器官，這種狀態在醫學上稱之為陰陽人（Intersex）。

　　依照陰陽人呈現的方式，可分為假性陰陽人（假雌雄同體症）和真性陰陽人（真雌雄同體症）。假性陰陽人是指人體內的染色體雖然是 46,XX（女性）或是 46,XY（男性），但因各種其他疾病，使染色體的性別和實際出現的性徵不同的情況。假性陰陽人又分男性假性陰陽人和女性假性陰陽人兩類。

　　男性假性陰陽人雖然個體的染色體為 XY，且體內具備精巢（Testis）等男性生殖器官，但外陰部呈現女性的性徵；而女性假性陰陽人的外陰部雖然是男性的性徵，但其染色體和體內生殖器官——卵巢則是女性。[18]

　　真性陰陽人則無關於性徵，是指個體內部同時擁有女性和男性的

生殖器官，也就是同時擁有卵巢和精巢的情況。一般認為最常見的染色體核型是 46,XX，但有部分人因胚胎形成過程中發生問題而出現「染色體鑲嵌現象」（Mosaicism）❶，使具有 XX 染色體的細胞與具有 XY 染色體的細胞混合，從而生出男女生殖器官組織同時並存的個體，在這種情況下，該個體的染色體核型則為 46,XX/46,XY[19]。

這個症狀的術語也同樣源自希臘神話。而故事的主角就是荷米斯與阿芙羅黛蒂的兒子，赫馬佛洛狄忒斯（Hermaphroditus）。

赫馬佛洛狄忒斯原本是位俊美的男性，但因寧芙仙女薩爾瑪西斯（Salmacis）單戀他，使他的命運被徹底改變。薩爾瑪西斯似乎對愛情非常執著，但也因為她太過於執著，使赫馬佛洛狄忒斯對她敬而遠之，沒有接受她的告白。

直到有一天，赫馬佛洛狄忒斯又看到薩爾瑪西斯朝自己追趕而來，為了躲避她，赫馬佛洛狄忒斯拔腿就跑。

當他逃到一半，發現了一座湖，便決定跳進去湖裡涼快一下，但

---

18. 原註：Pseudohermaphroditism. Richard E. Jones PhD, Kristin H. Lopez PhD, in Human Reproductive Biology (Fourth Edition), 2014

19. 原註：Bisexual Gonads: True Hermaphroditism. Claire Bouvattier, in Pediatric Urology, 2010.

---

❶ 染色體鑲嵌現象（Mosaicism）：指同一個生物體身上，同時擁有兩種或更多具有不同基因型細胞的現象。

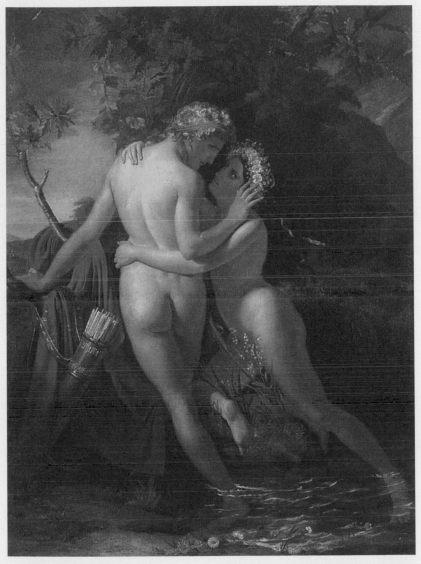

〈薩爾瑪西斯仙女與赫馬佛洛狄忒斯〉（1829 年），弗朗索瓦─約瑟夫・納維茲
（François-Joseph Navez）

是不一會兒，薩耳瑪西斯就追上了他。

　　薩爾瑪西斯發現赫馬佛洛狄忒斯浸在湖中，自己也跟著脫掉衣服走進去，她緊抱住赫馬佛洛狄忒斯不放，同時向諸神祈求讓自己能與赫馬佛洛狄忒斯合為一體。

　　而對於任何奇怪的願望都來者不拒的希臘諸神，也以他們一貫的作風，一下子就實現了薩爾瑪西斯的願望。因此薩爾瑪西斯就這樣和赫馬佛洛狄忒斯合為一體，結果赫馬佛洛狄忒斯的體內就同時有了男性和女性的特徵。

　　看到自己的身體變成這個樣子，赫馬佛洛狄忒斯感到相當驚訝和錯愕，不知道是不是因為世界上只有自己是這副模樣而感到絕望，於是他拜託父母荷米斯和阿芙羅黛蒂，祈求他們讓所有碰到那座湖水的

赫馬佛洛狄忒斯雕像，2世紀，羅馬

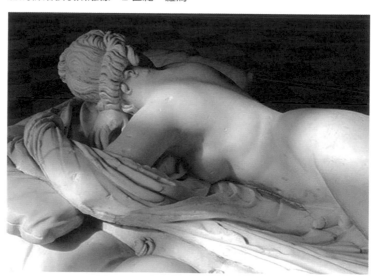

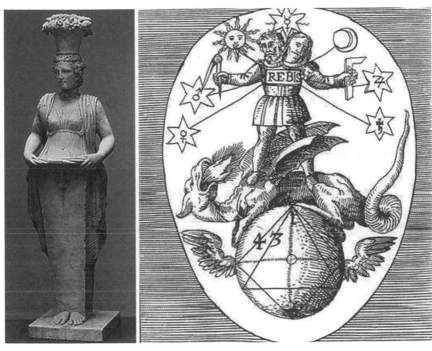

（左圖）在賽普勒斯發現的阿芙羅黛蒂雕像
（右圖）受到煉金術師崇拜的赫馬佛洛狄忒斯

人也變成和自己一樣的陰陽人。

　　由於希臘神話中有這麼一說，那就是一旦先被神祇賜予了某種權能，其他的神就無法將該權能完全消除，因此就算是荷米斯和阿芙羅黛蒂，也不能將自己兒子的身體恢復原狀。且弔詭的是，至今仍無人知曉，究竟是哪位神實現了薩爾瑪西斯的願望呢？

儘管赫馬佛洛狄忒斯提出的這個要求乍聽像是水鬼作戰，但我想他恐怕是想到只有自己要帶著這種特徵活下去就覺得很痛苦，所以才會許下這麼極端的願望。

　　赫馬佛洛狄忒斯和自己的母親阿芙羅黛蒂一同被供奉在阿芙羅黛蒂的出生地賽普勒斯，據傳在膜拜他的祭祀儀式上，還曾經把著男裝的女人和著女裝的男人當祭品貢奉他[20]。

　　此外，據說在中世紀時代，由於赫馬佛洛狄忒斯同時具有男性和女性的性徵，而在煉金術中，人們曾經認為陰陽或男女合一是件偉大的事，加上他的父親還是在煉金術中擁有最高地位的荷米斯，因此受到許多煉金術師的崇拜。

　　煉金術中將赫馬佛洛狄忒斯神聖化，稱他為「瑞比斯」（Rebis），而這個單字意味著「雙重物質」（Dual matter）。到了現代，在前面提過的醫學術語「陰陽症」中還留有這個痕跡。

---

20. 原 註：Three books of occult philosophy by Heinrich Cornelius Agrippa von Nettesheim (1993) p. 495.

4

陰莖異常勃起症
——普里阿普斯

　　從以前開始，人們就相當在意自己的性能力，其中又以男性最為明顯，這是因為人們認為性能力象徵著一個男人是否陽剛，且性能力強與否，也與生育能力有關。

　　而在古代，人力的多寡攸關一個國家的生產力和戰鬥力，也因此人們對於性能力會更加地重視。儘管從現代醫學的觀點來看，性器大小和性能力好壞沒有絕對關係，但對古人來說，他們深信性能力強與性器巨大密切相關，如有富饒寓意的女神神像通常有著豐滿或是多個乳房，這兩者的邏輯應該是一脈相通。

　　普里阿普斯（Priapus）就是在古人的這種迷信下具象化出來的人物。普里阿普斯是愛神阿芙羅黛蒂與酒神戴歐尼修斯一同生下的兒子，有故事說他外表俊美，也有其他說法指稱他因為受到天后赫拉的詛咒，樣貌相當醜陋。但不管他外貌如何，都不會改變普里阿普斯最大的特徵，那就是他的性器非常巨大。

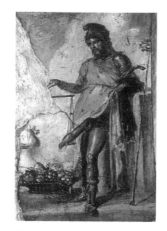
普里阿普斯的濕壁畫

雖然各版本的神話中就普里阿普斯性器大小一事流傳著不同的說法，總之，唯一有共識的，那就是普里阿普斯似乎與驢子有過一段惡緣。

驢子向來是雄偉生殖器的代名詞，相傳普里阿普斯曾和驢子就生殖器的大小一較高下，但前者卻比輸了，落敗的普里阿普斯一氣之下便將驢子打死，在那之後，人們便會以驢肉作為祭品供奉他。

另一方面，這則故事也許正表示了人類發展所能抵達的最高極限，是不如自然界與生物界的，即便是神，只要一旦擁有了人類的樣貌或軀體，同樣也會受局限，所以那方面也就自然贏不了驢子……不管怎麼說，只要看到將普里阿普斯具象化的神像，就能靠那個特徵一眼認出他來。

也許是因為普里阿普斯的性慾和他巨大的生殖器一樣令人難以忽視，從現代觀點來看，他經常做出可構成性犯罪的行為，而其中代表性的事件，則和寧芙仙女洛提絲（Lotis）有關。

當時美麗的洛提絲仙女正在樹林裡睡覺，普里阿普斯看到她熟睡的樣子，便想趁機對她非禮。就在他偷偷走近洛提絲的身邊時，附近一隻驢子便發出叫聲，使普里阿普斯偷偷摸摸的舉動被發現了，而據說這也是普里阿普斯之所以討厭驢子的原因之一（驢子分明做了正確的事還被神明討厭，還真是可憐）。

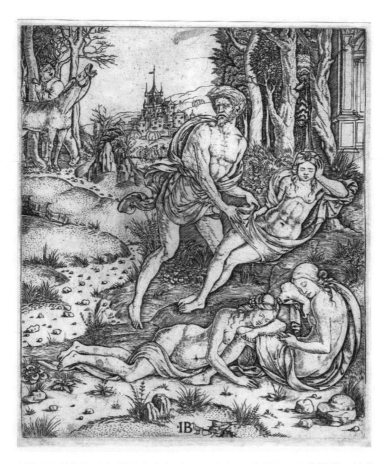

〈普里阿普斯與洛提絲的故事〉（1510 年），喬瓦尼‧巴蒂斯塔‧帕倫巴（Giovanni Battista Palumba）
在畫面後方可以看到一隻正在發出叫聲的驢子

　　當洛提絲從睡夢中驚醒，一睜開眼睛就看到身上有著巨大性器的普里阿普斯朝自己靠近，嚇得她拔腿就跑。

為了躲避普里阿普斯，洛提絲不斷地奔跑，但跑到後來實在過於疲累，便請求眾神將自己變成一朵花，而她所變成的花就是蓮花（Lotus）❶。

　　然而普里阿普斯造成的不幸並未就此結束，事情的發展越演越烈，甚至導致一位名叫德律俄珀（Dryope）的女人遭遇不幸。德律俄珀是希臘俄塔國（Oeta）國王德律俄普斯（Dryops）的女兒，在遭受不幸之前，她是安得拉蒙（Andraemon）的妻子，兩人育有一子，一家三口過著幸福快樂的生活。

　　有一天，她摘了一朵蓮花要給自己的兒子，偏偏那朵花正是寧芙仙女洛提絲的化身。在她折斷樹枝的瞬間，樹枝流出了血來，嚇得德律俄珀驚慌失措，正如同在〈厄律西克同的暴食症〉（P.69）中所見，觸碰寧芙化身而成的植物是一大禁忌。

　　直到這時她才知道，原來自己碰觸了不能隨意傷害的精靈化身，儘管她很是慌張，但詛咒已然施行，德律俄珀的身體也開始逐漸變成樹木的外形。

　　在德律俄珀慢慢變形、全身逐漸僵硬的同時，也不忘再三囑咐家人，千萬不要讓自己的兒子去碰寧芙化身的植物。就這樣，最後她變

---

❶ 雖然一般人認為是蓮花，但也有一說是她變成棗蓮（Lotus tree），棗蓮為樹木，它會結出一種類似毒品的果實，只要吃下果實，人就會開始酣睡或是無法思考。

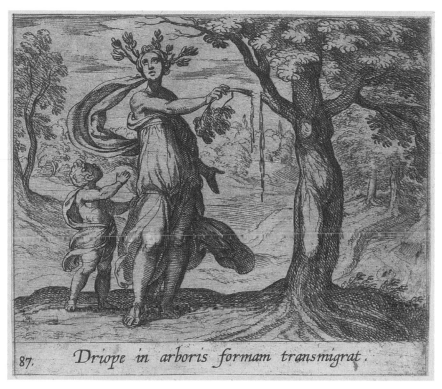

〈德律俄珀化身白楊樹〉（1606 年），安東尼奧・坦佩斯塔

成了一株白楊樹（Poplar）。

　　只要重新檢視普里阿普斯的出生背景，似乎就能明白他的傾向和行為。普里阿普斯的母親是愛神阿芙羅黛蒂，阿芙羅黛蒂是象徵女性的性能力和愛慾的神祇，她閱男無數，有豐富的交往經驗；而普里阿普斯的父親戴歐尼修斯是酒神，追隨他的信徒們以舉行極其野蠻的祭祀儀式，以及喪失理智、瘋狂的行為等令人印象深刻，因此普里阿普

斯過度的性慾和自制力不足等問題似乎也與這個背景有關。

　　但諷刺的是，過度飲酒也是造成勃起功能障礙的原因，因此若注重性能力，最好還是小心飲酒過量。

　　當然，與勃起功能障礙相反，持續勃起也是很嚴重的問題。這個狀態在現代醫學中稱為「陰莖異常勃起症」（Priapism），其英語單字「Priapism」就是取自普里阿普斯的名字。

　　陰莖異常勃起症是指血液持續向陰莖聚集的狀態，且症狀不容小覷，若是無法解決這個問題，最終性器官組織內會發生缺氧症，嚴重時還可能造成陰莖壞死；不僅如此，過程中也會感到劇烈的疼痛。因此當男性發生類似症狀時，必須儘速急診就醫。

　　另外，也曾有報告稱新冠肺炎患者出現陰莖異常勃起症。該名患者在染疫接受治療的過程中，因病毒感染產生血栓，導致陰莖內血管堵塞，進而出現了陰莖異常勃起症[21]。

　　眾所周知，新冠肺炎主要引發的是肺炎等呼吸道症狀，而陰莖異常勃起症可說是因新冠肺炎所引發的眾多症狀之一。

---

21. 原註：https://www.wikitree.co.kr/articles/548723

5

蛇女頭狀臍圍靜脈曲張
——美杜莎

　　若要在希臘神話中挑選出一個最有名的怪物，那應該就是美杜莎。記述美杜莎的作品不少，有些故事版本將美杜莎視為怪物戈爾貢（Gorgon）三姊妹之一，但根據古羅馬詩人奧維德（Publius Ovidius Naso）的《變形記》（*Metamorphoses*）一書所述，美杜莎其實是位有著一頭亮麗秀髮的美女，只是因為她與海神波賽頓在雅典娜神廟共度良宵（另一說法是受到凌辱）一事被雅典娜女神發現，雖然雅典娜是不婚主義，但在這種情況下，任誰都會感到受了極大的羞辱，因此她相當地氣憤。

　　雅典娜為了懲罰美杜莎在自己的神殿裡做出這種見不得人的醜事，便對她下了詛咒。據說，美杜莎就此成為一頭怪物，不僅亮麗的秀髮變成凶惡的毒蛇，還得到將人石化的能力，使得只要凝視她眼睛的人，都變成了石頭。

　　美杜莎變成怪物之後，為了不讓任何人找到自己，選擇躲到了偏

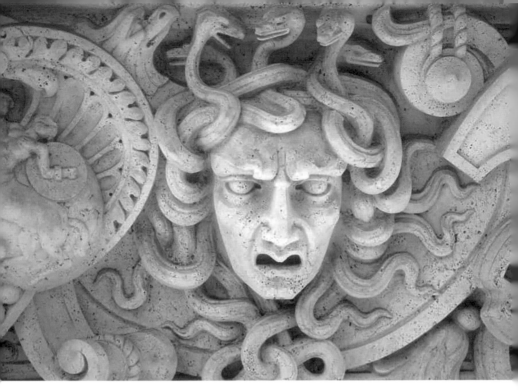

美杜莎的頭顱雕像

遠的地方生活，但後來卻被一名希臘神話中的英雄柏修斯（Perseus）砍下頭顱而死亡。據傳當美杜莎被斬首時，四處飛濺的血滴入了海中，大海隨之起泡，並從泡沫中誕生出了飛馬佩加索斯（Pegasus）。

　　之後柏修斯借助美杜莎頭顱的力量和佩加索斯的神力擊退了海怪，救出衣索比亞的公主安朵美達（Andromeda），並和她結婚。此處容我暫時離題一下，這裡所說的安朵美達，就是韓國人在日常生活中開玩笑時，用來表示「答非所問」時的那個安朵美達❶，而如今這個名字被用來稱呼星座以及星系。

　　事實上安朵美達公主是一位美麗又善良的女性，就像典型的童話

故事中的女主角，但她的母親卡西歐佩亞（Cassiopeia）王妃個性高傲，還誇口說自己女兒的美貌比所有女神——準確來說是比老海神涅柔斯的女兒涅瑞伊得斯們）都還要美，然而在希臘神話中，這種自誇之語可是最大的禁忌！

因卡西歐佩亞的口出妄言，使得海怪攻進衣索比亞，卡西歐佩亞不得以只好將女兒作為祭品獻出去。然而，此時多虧一名從天上騎著白馬下來的王子 ❷，以最佳女婿人選之姿出現，同時拯救了安朵美達及這個國家。當然，卡西歐佩亞後來也為自己的傲慢付出了代價，她被綁在椅子上，以倒吊的姿勢成為仙后座。

值得一提的是，柏修斯在希臘神話中，是少數幾位迎來幸福結局的英雄，在他結束所有冒險後，為了向幫助自己的雅典娜女神表示謝意，便將美杜莎的頭顱獻給雅典娜，據說雅典娜將那顆頭顱裝在自己的神盾埃癸斯（Aegis）前面當作裝飾品。如果美杜莎的力量還在，那麼埃癸斯就會成為天下無敵的神盾了。

---

❶ 安朵美達的英文「Andromeda」，多用來指仙女座（Andromeda）和仙女座星系（Andromeda Galaxy），由於該星系距離地球所在的銀河系相當遙遠，達二百五十萬光年，因此韓國網友拿「安朵美達」這一單詞來比喻一個人的思想、概念或語言不在地球上，由此引伸為一個人做事很沒有概念，或說話答非所問、牛頭不對馬嘴等，所以作者在此另外提出說明。

❷ 佩加索斯通常被描繪成白馬形象，而柏修斯是阿爾戈斯王國的王族。

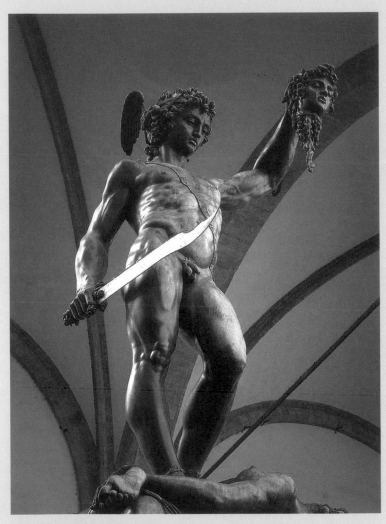

柏修斯砍下美杜莎頭顱的瞬間

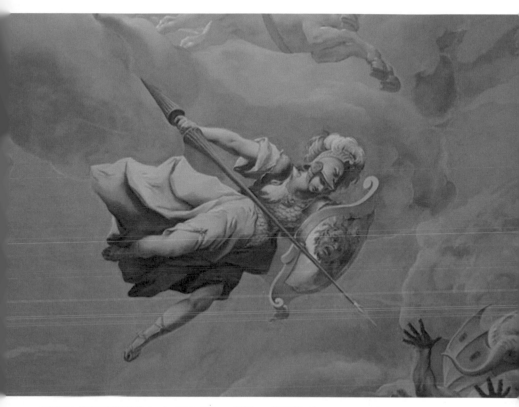

〈查理六世皇帝的神化〉（1739 年），保羅・特羅格（Paul Troger）
雅典娜女神手中拿著埃癸斯神盾。

　　在現代軍事用語中，有一個名為神盾戰鬥系統（Aegis Combat
System, ACS）的防空中心戰鬥體系系統，而這個名字就是取自埃癸
斯神盾。

接著再次回到正題吧。在美杜莎的頭顱背後，延伸出了許多故事與象徵，由於這個頭顱其中最大的特徵就是頭髮呈蠕動的蛇狀，故當使用拉丁語「Caput medusae」（美杜莎的頭）搜尋網頁時，不僅會出現描繪美杜莎的頭的藝術作品，還會出現人體腹部皮膚上血管突出的照片。

當人體的肝臟功能受損時，會發生肝門靜脈高壓症（Portal hypertension），使腹壁淺靜脈（Superficial epigastric veins）曲張突起，看起來像數條蛇盤旋在腹部一樣，由於這時腹部看起來與傳說中美杜莎的頭相似，因此取了這個名字。

再補充一點，當肝功能下降時，通常肝臟會變得像石頭一樣堅硬，醫學上稱之為「肝硬化」（Liver cirrhosis）。而美杜莎的能力正好是將和自己對視的所有生物都變成石頭，這麼一想，就覺得這個症狀的名稱，從各方面來說似乎都是取得恰到好處。

6
黃膚症──斯卡曼德羅斯

　　若仔細觀察醫學中使用的單字，就能發現連顏色相關的用語也會經常使用生疏的單字表達，像是在敘述紅色時會使用「Rubral」（紅色的）之類的單字，或是在描述黑色時會用「Nigral」（黑色的）來表達等。這些都是在拉丁語中經常使用的單字，而拉丁語可謂是英語的起源。而在這一篇要探討的「黃色」這個單字也同樣源自拉丁語，背後同樣也有一個有趣的神話故事。

　　在醫學中，會使用「Xantho」這個字首來表示人體各部位變黃的現象，例如在黃膚症（Xanthosis）、黃變症（Xanthochroism）、黃視症（Xanthopsia）等各種各樣的疾病名稱，英文字首都有「Xantho」。

　　這個單字的起源與一條叫斯卡曼德羅斯河（Skamandros）的河流有關，這條河流又稱為克桑托斯河（Xanthos），因位於特洛伊的伊利昂城 ❶ 附近而為人所知。相傳只要在這條河裡幫動物洗澡，動物的毛髮就會散發出金黃色的光芒。推測就是因為這個傳說，這條河流名字的字首才會被用以代表金黃色。

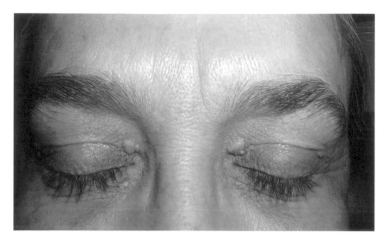

眼瞼黃斑瘤（Xanthelasma palpebrarum），是一種沉積在眼瞼周圍皮膚下的黃色斑塊。

　　說到這條河流，還會讓人想到佛里幾亞的國王邁達斯（Midas）的故事。邁達斯國王有一項特殊技能，任何東西只要被他的手觸碰到，就會變成黃金。不過由於這項能力，連他心愛的女兒都不小心被他變成了金塊，因此邁達斯對自己這個能力感到十分絕望，於是他走進了帕克托羅斯河（Pactolus）淨身，才終於消除了這身能力。相傳在此之後，帕克托羅斯河中產出了許多砂金。

---

❶ 伊利昂城：特洛伊戰爭故事的題目之所以叫「伊里亞德」，就是用該古城的名字所命名。

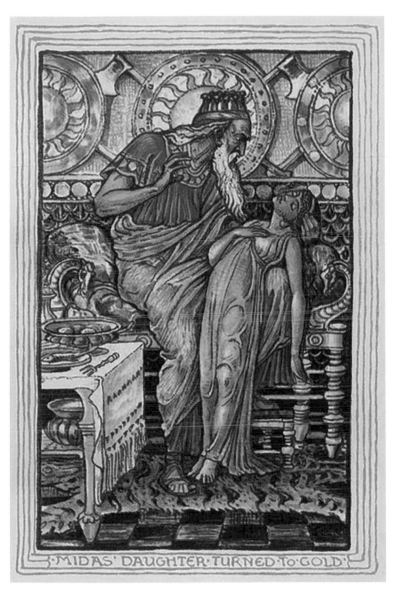

·MIDAS' DAUGHTER TURNED TO GOLD·

邁達斯國王看著女兒變成黃金而感到絕望。

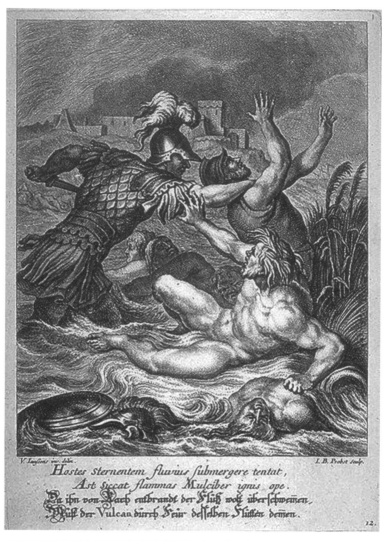

Hostes sternentem fluvius submergere tentat,
Art siccat flammas Mulciber ignis ope.

〈阿基里斯在斯卡曼德羅斯河中戰鬥〉（18 世紀），約翰・巴爾塔薩・普羅布斯特（Johann Balthasar Probst）

接著再回來看斯卡曼德羅斯河的故事。總之，這條河的河神斯卡曼德羅斯在特洛伊戰爭時，曾與希臘英雄阿基里斯有過短暫的爭執。

阿基里斯在戰場上戰勝特洛伊的王子呂卡翁（Lycaon）後，殺害了王子和其餘的所有士兵，然後便將尚流著血水的屍體扔進斯卡曼德羅斯河。

知道河流被血水染紅後，河神斯卡曼德羅斯怒不可遏，若要比喻的話，這就相當於一介凡人用大量鮮血塗滿了河神那個如神殿神聖般的住處，也難怪河神不得不生氣。

阿基里斯身為海洋寧芙忒提斯女神的兒子，擁有半神血脈，也因此傲慢至極，當然不把區區河神的憤怒放在眼裡，然而就算是面對下級神祇，人類也不能對其不敬，不然就是犯了大忌。

阿基里斯惹怒了神明，卻連個道歉都沒有，斯卡曼德羅斯看到他一副趾高氣揚的態度，再也按捺不住心中的怒火，便使河水大暴漲，幾乎要把阿基里斯逼到快淹死的地步。

若阿基里斯當初就這樣以淹死結束一生的話，特洛伊戰爭說不定就會以特洛伊這方的勝利而劃下句點，但希臘諸神並不是只會在天上坐看特洛伊取得勝利。

當阿基里斯瀕臨死亡之際，站在希臘那邊的天后赫拉，便派出自己的兒子赫菲斯托斯去拯救阿基里斯（另一說是海神波賽頓和雅典娜幫助了他），赫菲斯托斯不愧為工匠之神，他即刻將滾燙的鐵水倒進河中，使河水沸騰，在其他版本中，也有說是他點燃了打鐵鋪裡使用的火。

總之，據說斯卡曼德羅斯對於奧林帕斯神明的相助感到非常震驚，這才終於停止暴漲，饒了阿基里斯一命。

　　此後，由於大難不死的阿基里斯在戰場上活躍的表現，如殺死赫克托爾等，身為敵國的特洛伊最終直奔滅亡而去。

　　從另一方面看，住在特洛伊地區的神祇竟輸給希臘的人類英雄，這個先兆本身或許就預告了特洛伊的滅亡吧。

7
癌症——卡奇諾斯

癌症（Cancer）是一種危險的疾病，即使用現代醫學也仍然無法完全掌握。人若是罹患癌症，癌細胞就會增生並向外擴散，侵犯正常細胞和其他組織器官，一旦擴散出去的癌細胞侵犯到其他正常細胞和組織器官，就會使器官功能下降，若不接受治療，還會導致死亡。

儘管全球醫學界至今仍在不斷研究癌症的發生原因及治療方法，但還有許多未知的謎題尚待解決，因此癌症領域可說是現代醫學的競技場。

代表癌症的英文單字是「Cancer」，聽過星座的人可能會想到這個英文單字和夏天的代表性星座「巨蟹座」（6月22日～7月22日）拼寫相同。關於這個巨蟹座的傳說，前面提到希臘的大英雄海克力士和九頭蛇海卓拉大戰時（P.76），天后赫拉曾派出一隻巨大的蟹形怪物幫助海卓拉（對於丈夫婚外情的對象及其子孫絕不輕饒寬恕，這一舉動非常符合赫拉的作風），而這個怪物便和巨蟹座有關。

這隻叫卡奇諾斯（Karkinos）的巨蟹刺客在出場時野心勃勃，不

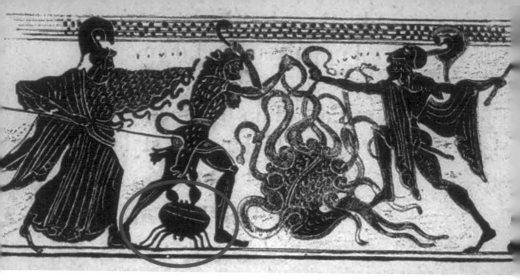

在海克力士與九頭蛇海卓拉纏鬥時埋伏在側的卡奇諾斯（紅圈處）。看似野心勃勃的巨蟹刺客，最後卻被海克力士給一腳踩死（RIP）。

過和出場時的的印象相比，牠最後的下場卻十分空虛。卡奇諾斯本來打算趁海克力士和海卓拉纏鬥時攻擊他的腳踝，但沒想到卻只夾到了一下他的後腳跟，結果被在氣頭上的海克力士給一腳踩死。

雖然卡奇諾斯是奉天后偉大的命令而來，但由於下場實在是荒謬到令人無語，因此在海克力士大戰九頭蛇海卓拉的故事中很少被提及，說不定現在也有讀者看到這裡，對於海卓拉的故事中竟曾經出現過巨蟹這一點感到懷疑。

雖然卡奇諾斯還沒來得及有任何表現就死了，但致力於提升下屬福利待遇的赫拉也不愧其天后的封號，她將死去的卡奇諾斯變成夜空中的一個星座，而在希臘神話中，成為星座可說是一件非常光榮的事。據說卡奇諾斯和海克力士打鬥時失去了一隻螯腳，所以牠升格為星座時，模樣便好似擁有九隻腳的螃蟹。

那為什麼會用象徵「螃蟹」的單字來形容癌症呢？這是因為一位出生在西元前 400 年左右的古希臘醫學家希波克拉底看到罹患癌症的器官後，覺得由於血管增生（Angiogenesis）❶ 使器官變得凹凸不平的模樣和螃蟹的甲殼很是相似，於是便以希臘神話中出現的怪物卡奇諾斯為這個現象命名。

此後，後世就以「Cancer」這個單字稱呼癌症，一直留到至今。儘管對海克力士來說，卡奇諾斯沒能給出徹底的一擊，但對人類來說，它至今仍是無法戰勝的可怕疾病。這个禁讓我好奇，要是在天空閃閃發亮的卡奇諾斯得知自己的名字延續了數千年，會作何感想。

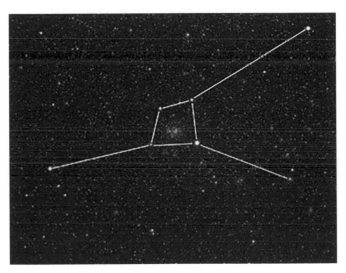

巨蟹座：光看圖片可能無法直接聯想到螃蟹的形狀，但各位可以試著想像這是一隻缺少一隻腳的螃蟹。

❶ 血管增生（Angiogenesis）：在癌細胞或是腫瘤（Tumor）上生成的血管。

8

人類的衰老與青春期 ——革剌斯與赫蓓

　　如同前一篇提到的癌症，老化也是人類至今尚無法克服的挑戰之一。若說癌症是一種極具攻擊性，會擊垮人類的疾病，那麼老化就像個泥沼，會使人逐漸退化，最終死亡。

　　自古以來，人類就夢想能夠永保年輕健康、長生不老，而與這個願望相一致的就是神話裡的諸神。希臘神話中出現的神祇，多半都被描述成具有俊美秀麗的外貌以及完美強健的體格。

　　曾多次登場的美神阿芙羅黛蒂和太陽神阿波羅，就被刻畫成是世界上無與倫比的俊男美女；而從宙斯不斷搞外遇、處處風流這點來看，也能推敲出他應該是個魅力出眾的人物。

　　另外，戰神阿瑞斯和信使之神荷米斯也以身為美男子聞名；而眾神的女王赫拉和戰爭女神雅典娜也同樣外貌出眾，足以和阿芙羅黛蒂為了一顆金蘋果爭論不休——就是那場爭執造成蝴蝶效應，導致特洛伊戰爭爆發。

不過在眾多追求年輕貌美的希臘神話諸神之中，還是有一位神明看起來蓬頭歷齒、老態龍鍾，那個神明就是衰老之神革剌斯（Geras）。革剌斯是黑夜女神尼克斯和黑暗之神伊里布斯（Erebus）的兒子，考慮到其父母都是從太初的混沌（Chaos）中生成的神祇，也就是與宙斯的祖父母——烏拉諾斯和蓋亞同源同輩，他的地位可說是比奧林帕斯的諸神都還要高。

　　衰老之神革剌斯誕生於太初的混沌這一點，也許便很好地說明了衰老接近於不可違逆的宿命，任誰都無法避免。

　　其實如果仔細閱讀希臘神話，就能發現奧林帕斯諸神也不是天生就能永保年輕、永垂不朽，其理由是因為關於眾神維持青春和不朽的

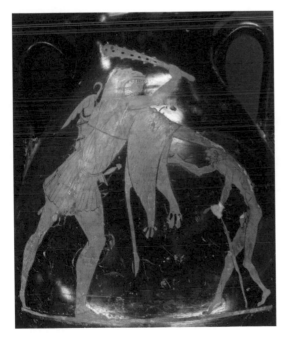

衰老之神革剌斯，常被描繪成乾癟駝背並手持拐杖的老人形象。

祕方，在神話裡也有描述。而這個祕方，就是眾神每次在舉辦宴會時，都會喝一種名叫瓊漿玉液（Nectar）的飲料，和吃一種名為仙饌密酒（Ambrosia）的食物。

瓊漿玉液是由希臘文中表示「死亡」（Nec）和「克服」（Tar）的單字組合出來的合成詞，意味著只要喝下這種飲料，就能讓人返老還童，也有一種說法是它同時具有讓人返老還童和不死的能力；而仙饌密酒這個名字的意義本身就是「不死」，是一種能夠賦予人長生不死的神祕食物。

當然，儘管神話中並沒有記載過眾神若是不食用這些食物，就會衰老死亡的內容，但總而言之，這兩種食物看起來像是為眾神得以永生助了一臂之力，而且據傳即使是人類吃下這兩種食物，也能獲得回春及不死的權能——後面故事將提到的賽姬，就受益於這些食物。由此看來，瓊漿玉液和仙饌密酒想必是一種足以讓人類躋身於神明行列的神祕食物。

總之，因為這些食物很貴重，不能隨便外流，所以奧林帕斯山上安排了一位神明專門管理這些食物，那就是宙斯和赫拉的女兒——青春女神赫蓓（Hebe）。赫蓓長久以來負責司掌這些貴重珍品，一直到她和成為天神的海克力士結婚才辭職，而在赫蓓辭職之後，這份管理人的工作就落到了甘尼米德（Ganymede）身上。

甘尼米德本來是特洛伊王子，因為長相俊美，於是被宙斯綁來奧林帕斯山接管看守之職。不過身為宙斯荒淫無度的行徑下所產生的無數受害者之一，甘尼米德的發展還算是頗為成功的案例，因為他等於是成為天界的高級公務員。

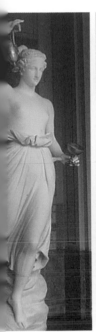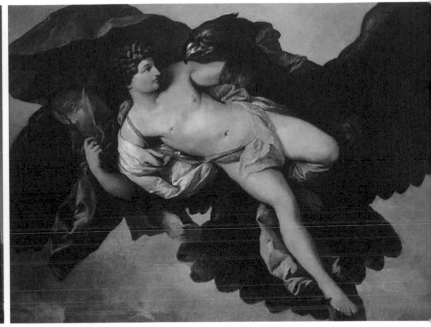

（左圖）赫蓓女神雕像
（右圖）〈甘尼米德被化身成老鷹的宙斯給擄走〉（1782 年），班尼涅・加哥諾斯
（Bénigne Gagneraux）

　　在羅馬，赫蓓被視為是朱文塔斯（Juventas）神，而意指「青少年時期」的英文單字「Juvenile」，其起源便是「Juventas」。

　　醫學中通常會在青少年時期患上的疾病病名前面加上「Juvenile」這個單字，比方說在青少年時期發病的幼年型類風濕性關節炎就叫「Juvenile rheumatoid arthritis」。

　　我們再回到革剌斯的故事來吧。革剌斯這位神明在希臘神話中幾

乎沒有被提及，而在現存的作品中，只能看到他被刻畫成是一名駝背、手持拐杖的老年男子。但是從這個神明的名字中衍生出的單字，便包含了「老人」這個意涵的「Geriatric」（老年的、老年人），而今天這個單字也被加在好發於高齡患者的疾病名稱前面，比方老年醫學便稱為「Geriatric medicine」。

革剌斯的名字傳到了羅馬後變成塞涅克圖斯（Senectus），而從這裡衍生出的單字「Senile」，意指老邁的、高齡所致的，也同樣經常被使用於老年性疾病之前。

儘管革剌斯在古希臘時代是一位僅以「概念」塑造而成的神明，並沒有得到人們的崇拜，但在進入現代後，隨著人類平均壽命增加，老年人口比例提升，革剌斯的名字也經常被提及。不知為何，我想革剌斯現在應該正露出欣慰的表情，一邊理著鬍子，一邊自言自語地說：「我的時代終於到來了」吧。

9

死亡現象——塔納托斯

死亡是所有生命體的末日和終點，世界衛生組織（WHO）以「無法甦醒之生命的永久終結」來定義死亡，現代醫學中則將心臟驟停和腦死認定為是生物學上的死亡，當然，其中的腦死，並不為所有國家承認。

在韓國，如果涉及器官捐贈，部分患者會被判定為腦死，而在被判定腦死後，該名患者便會以器官捐贈者的身分將器官移植給其他患者。直至今日，腦死在醫學、倫理、法律等領域中依然存在爭議，因此，最傳統的觀點所說的死亡，是指「無法挽回的心臟驟停」狀態。

這樣的認知在古代也是一樣的，古代人也認為沒有呼吸且心臟停止跳動的狀態就代表了死亡，同時，這種只要是活著的生命就絕對無法避免迎來的死亡現象，在希臘神話中也從非常原始的上古時期，便開始以神的形象存在了。

如同前一篇提到的革剌斯，尼克斯和伊里布斯的子女之中，其中一位就是死神塔納托斯（Thanatos）。塔納托斯是因著死亡這一概念

塑造出來的神祇，就如同革剌斯這一概念般，塔納托斯在希臘神話中並沒有什麼特別的表現和事蹟，不過他與睡神許普諾斯（Hypnos）被視為孿生兄弟，這點倒是很特別。

古希臘人之所以將睡神和死神看成一對雙胞胎，可能與古希臘時代的人們認為死亡就是長眠有關。

在約翰・威廉・沃特豪斯（John William Waterhouse）的畫作〈睡眠與他的兄弟死亡〉中，較亮那側的少年是許普諾斯，而較暗那側的是塔納托斯，也就是說，沃特豪斯僅用明暗來區分睡眠和死亡的界線。

你會發現，越是仔細觀察這幅畫，就越能感受到睡眠的活力和死亡的沉重——睡眠好像會突然醒來打呵欠，而死亡似乎就此沉寂。儘管死神塔納托斯用自己的手臂支撐著與自己體格相仿的許普諾斯，表情卻無一絲不適，這個模樣似乎更加代表了死亡的不變性。

從醫學上的角度來看，人在進入沉睡階段後，除了體溫會下降，且呼吸次數及心跳次數也會減少，這時人的模樣看起來就和死人非常相似。也許是因為如此，古希臘人才會認為睡神和死神是孿生兄弟吧。

源自死神塔納托斯的英文單字，有意指死亡學的「Thanatology」，這是一門關於個人的死亡及其生死觀的學問；而在醫學用語中，我們稱自殺狂為「Thanatomania」。

希臘神話對人死後抵達冥界或陰間的過程有極為詳細的描述。古希臘人認為，人死後基本上要渡過冥界裡的五條河流，才能到達冥王黑帝斯治理的冥府，而這可能也和古希臘時代對於遠行的標準是「乘船離開」有關。

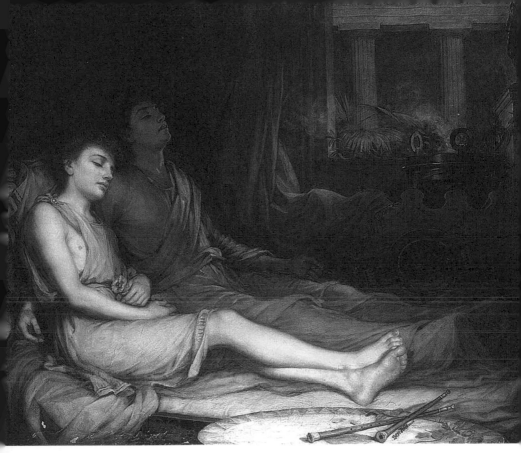

〈睡眠與他的兄弟死亡〉（1874 年），約翰 · 威廉 · 沃特豪斯

　　第一條要渡過的是有「苦惱之河」之稱的阿刻戎河（Acheron），
亡靈若要渡過這條河，就必須付船費給擺渡人卡戎（Charon）才能搭
船過河。

　　此處再補充一點。卡戎也是黑夜女神尼克斯和黑暗之神伊里布斯
的其中一個孩子，和革剌斯、塔納托斯與許普諾斯是兄弟。

　　雖然觀念上很容易因他從事陰間擺渡人一職，便誤以為他是從事

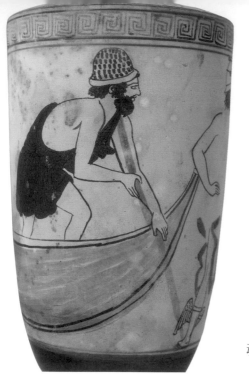

冥界的擺渡人：卡戎。

高危險職業的低階勞工，但其實他的地位非常高。

卡戎的工作不僅相當重要，而且執行的標準還非常嚴格。他只會載送亡者，而且還是舉辦過正式且合乎體統的葬禮，因此有能力支付船費給自己的亡者，其他的一律拒載。

因此古希臘人舉行葬禮時，會在死者的嘴裡放一枚銀幣，作為亡魂在渡河時支付卡戎的船費。

古希臘人相信，人死後若是無法舉行正式的葬禮，那麼亡魂就只能永遠在陰間河岸邊徘徊，因此死者家屬不管用什麼方法都會收殮屍體，為他們舉行葬禮。

至今只有極少數的人，如奧菲斯、海克力士和賽姬（Psyche）等（這樣寫下來還滿多的），是在活著的時候搭上卡戎的船。據傳若是活人搭上這艘船，船就會因為重量的關係稍微下沉。而會有這個說法，可能和古希臘人認為靈魂比肉體要來得輕盈有關。

在下一章賽姬的故事中，也會提到賽姬為了去一趟陰間，說服卡戎載她渡河的過程。由於她必須以活人的身分搭船，因此需要支付比亡者更多的船費。

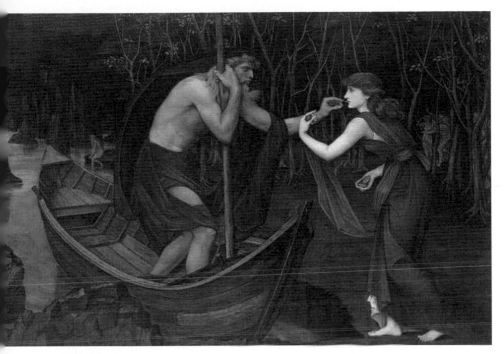

〈卡戎與賽姬〉（1883 年），約翰·羅丹·斯賓塞·斯坦霍普（John Roddam Spencer Stanhope）

　　正常來說，舉行過葬禮的死者只要付一枚奧波勒斯幣就能搭船，但賽姬要付兩倍的價錢，也就是兩枚奧波勒斯幣，甚至還要再額外給他兩個麵包，才總算能夠搭船渡河[22]。

---

22. 原註：奧波勒斯（Obolos）是古代雅典城的貨幣單位之一。古希臘最基本的日常貨幣單位為德拉克馬（Drachma），一德拉克馬大約是四口之家一天的生活費，而一德拉克馬相當於六奧波勒斯。

亡者只要成功搭上卡戎在陰間的船隻，就能渡過阿刻戎河，進入冥界更深的地方。在渡過阿刻戎河之後，緊接而來的是第二條名為克塞特斯（Cocytos）的河流，這條河名的意思是「悲嘆」。據說這條冥河會讓亡者想起自己生前所有後悔的事情，使其沉浸在悲痛之中哀嘆。這似乎是在表達死後沒多久的人對人生的留戀。

　　我們在但丁（Dante）的《神曲》（*Divine Comedy*）中可以看到克塞特斯河並不是一條河流，而是一座結冰的湖水，據說生前曾經背叛別人的人，死後會被關在這裡，受盡折磨。古希臘人可能是用照「冰塊」來比喻回顧自己的過去，或許也象徵著悔恨情緒如寒冰般刺骨。

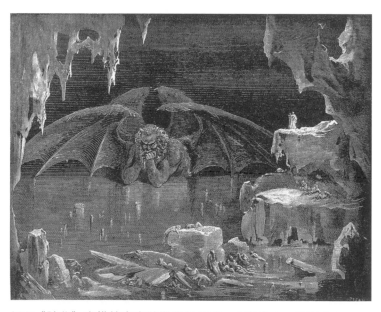

但丁《神曲》中描繪克塞特斯河的插畫，古斯塔夫・多雷（Gustave Doré）的作品。

下一條是弗列革騰河（Phlegethon），在這條河裡流動的是火而不是水。據傳這些火會淨化經過這裡的靈魂，而這不就是在給予亡者機會，讓他們能夠拋開之前想起的那些迷戀嗎？

要是亡靈在生前犯下的罪孽太多，多到渡過這條冥河期間都燒不完，那麼他之後的目的地就很可能是希臘羅馬神話中出現的地獄——塔爾塔羅斯。

淨化了靈魂之後，第四條要過的是麗息河（Lethe）。「麗息」這個河名與尼克斯和伊里布斯的孫女輩——遺忘女神麗息（Lethe）的名字相同。正如這條河的名字一樣，過了這條冥河的靈魂會忘卻生前所有的記憶，幾乎快要完成前往冥府的準備。在麗息河附近有座記憶之泉叫謨涅摩敘涅（Mnemosyne）❶，據說喝下這個泉水的靈魂能憶起前世的記憶。

這條河有許多有趣的故事，其中一個故事說這條河的發源地就是睡神許普諾斯的家（洞窟）。我們不僅會忘記睡覺時做過的夢，還會透過睡眠忘記白天發生過的事情，從這點來看，神話故事竟然會將忘卻和睡眠連結在一起，著實令人詫異。

最後，亡靈只要渡過斯提克斯河，就會到達冥王黑帝斯治理的冥府了。任何對希臘神話稍微有興趣的人應該都聽過這條河。

---

❶ 謨涅摩敘涅（Mnemosyne）：又稱寧末辛，源自記憶女神之名。

「斯提克斯」這個名字本是取自女神斯提克斯之名，她是泰坦海神歐開諾斯（Oceanus）眾多女兒當中的其中一個，她可被視為是宙斯的堂姊妹，並在泰坦之戰時很有智慧地選對了邊。

據說在希臘神話的誓言中，只要是以斯提克斯河之名起誓的誓言，就連天神都無法違背。許多以斯提克斯河之名立誓的誓言最後都演變成悲劇，看來在提到這個名字時，必須非常地謹慎小心。

另外，相傳只要把身體浸泡在這條河裡，身體就能像鋼鐵一樣堅硬，不會受任何武器傷害，而曾經在這條河流受洗的代表性英雄就是阿基里斯。

如果連這條偉大的斯提克斯河都能渡過，就會抵達黑帝斯的地盤，靈魂在此處接受審判之後，會依照審判結果去不同的地方：善良的靈魂會到極樂淨土（Elysion）這個永恆的樂園，在洋溢的幸福中以生前的模樣舒適地生活；反之，罪孽深重的靈魂會掉進塔爾塔羅斯這個冥府最底層的地獄。

至於塔爾塔羅斯長什麼樣子呢？此處以簡單的概念含括：人類通常想像的「地獄」並非只有單純的冥府，而是整座塔爾塔羅斯，只要這樣想就可以了。塔爾塔羅斯中「有名的」凶犯，包含在泰坦之戰和巨人戰役中戰敗的神祇與巨人。在希臘神話中，這裡會對每個犯下滔天大罪或褻瀆神明的人，依照個別情況判處不同的刑罰。

薛西弗斯便是這些囚犯之一。前頭曾在阿特拉斯的故事中稍微提到薛西弗斯是他的女婿，事實上薛西弗斯曾短暫戰勝過死亡，是名了不起的人類。

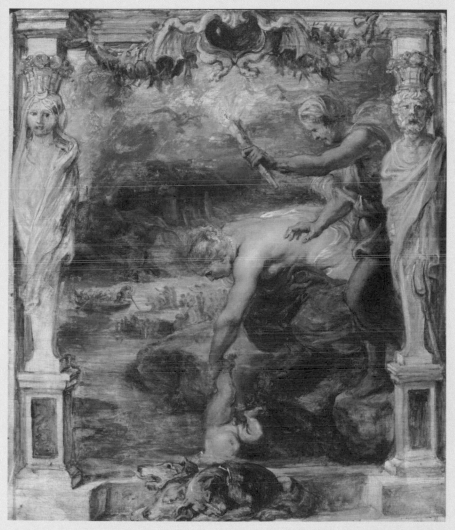

〈忒提斯將阿基里斯浸泡在斯提克斯河〉（1630～1635 年）彼得．保羅．魯本斯（Peter Paul Rubens）

然而薛西弗斯生前正好看到宙斯綁架河神的女兒 ❷，便向在尋找女兒的河神告密，宙斯知道這件事之後怒不可遏，於是命令死神塔納托斯將薛西弗斯拉到冥界，從現代角度來看，這是一種公益檢舉人不受法律保護的情況。

然而據說薛西弗斯卻反向把來抓自己的塔納托斯給活捉起來，囚禁在地下室，導致死亡曾因此從世界上短暫地消失過。

冥王黑帝斯對於眼下這種荒誕不經的情況感到相當錯愕，當即向宙斯抗議，宙斯只好再次派出戰神阿瑞斯去解救塔納托斯，並將薛西弗斯抓到了冥界。而這時薛西弗斯又再次使出詭計，他囑咐妻子，絕對不要幫自己辦葬禮。

於是抵達冥界的薛西弗斯在黑帝斯面前哭訴自己的遭遇，他一把鼻涕一把眼淚地哭訴，自己的妻子不只扔下他的屍體不管，也不幫自己舉行葬禮，實在是太委屈了。

出乎意料地，這位地獄之王似乎比人類想像中還要感性，黑帝斯看到薛西弗斯的眼淚，內心竟產生了動搖，於是同意讓薛西弗斯回去完成葬禮儀式後再回來，把他送回了人間，薛西弗斯就這樣成功地重返人間安享天年。

當然，雖然薛西弗斯最終還是在壽終正寢後去了塔爾塔羅斯，但

---

❷ 這時被綁架的女人是愛吉娜，她的名字和密爾米頓人故事中因傳染病而滅亡的國家名字「愛吉娜」一樣。

他在生前竟成功抵抗了神明下達的死亡之令，還兩次從死亡中逃脫，真的很了不起。

眾所周知，薛西弗斯受到的刑罰是要將一顆巨石推上山頂，但每當快要把巨石推到山頂時，巨石就會自動滾回山下，薛西弗斯只好再次把它推上山頂，就這樣，他只能日復一日地不斷重複這個動作。而且如果他想暫時休息或是推遲工作，復仇女神就會出來鞭打他。

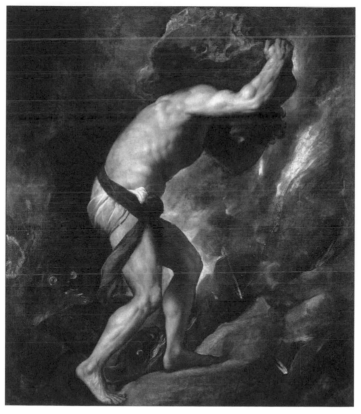

〈薛西弗斯在塔爾塔羅斯接受懲罰〉，（1548～1549 年）提香（Tiziano Vecellio）

神給予逃避死亡之人無止境反覆的勞役之苦，似乎是藉此告訴我們，永無止境的生命本身就是地獄的一環。

　　現代醫學至今仍不斷研究關於死亡的一切，我們期待有一天人類能夠抬頭挺胸、正大光明地戰勝死亡，而不是以排斥或欺瞞的方式面對它。

5

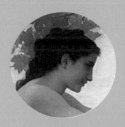

源自神話的心理疾病

隨著醫學發展與進步，人類過去各種千奇百怪的病狀，
也一一被找出原因，並以希臘羅馬神話中的相似現象，
賦予了這些疾病名稱，如：
無可自拔愛上自己倒影的自戀型人格納西瑟斯（Narcissus）、
分不清現實與幻想的妄想症患者賽姬、
以及恐慌症的源頭牧羊神潘。

1

精神疾病──賽姬

精神科，顧名思義就是治療並研究精神疾病的一個醫學領域，以韓國來說，精神科以前曾被稱為「神經精神科」，最近則改稱為「精神健康醫學科」。精神科（Psychiatry）這個英文單字起源於靈魂和心理女神的名字，賽姬。

賽姬本來是人類，但後來被升格為神祇，而「Psyche」這個名字意味著呼吸。這可能是反映古代人相信呼吸是生命的證據，且呼吸與人類的靈魂也有密切關係。

賽姬是一位獨特的女性，她不僅是希臘神話中第一個、而且還是毫不掩飾的婆媳矛盾的主角，同時也像海克力士等英雄一樣，在從人類成為神祇的過程中經歷過各種艱難的考驗。

她之所以不幸，起因與前面在美杜莎故事中提過的安朵美達公主相似：在某個王國裡住著三位公主，其中年紀最小的公主賽姬美貌最為出眾。人們迷戀賽姬獨特美貌，視她如美神的化身，並開始崇拜她，也因此冒犯了美神阿芙羅黛蒂，讓阿芙羅黛蒂很不是滋味。

由於賽姬的存在相當於挑戰了神的權威，這使她成了阿芙羅黛蒂的眼中釘，為了懲罰她，憤懣的阿芙羅黛蒂命令自己的兒子厄洛斯，要他對賽姬射出自己的金箭，讓她愛上世界上最醜陋、且最令人嫌惡的男人。

厄洛斯本是一派輕鬆地前去執行母親下達的命令，但當他一看到賽姬，卻也不例外地被她的美貌和魅力所折服，使自己不小心被原本要射出去的金箭給刺中了，就這樣，厄洛斯無可救藥地愛上了賽姬。

而厄洛斯墜入愛河之後，模樣從人們熟悉的有著一雙翅膀的小孩變成了一名俊美的青年，愛情讓他從一個孩子成長為一個男人。

厄洛斯不僅違反母親的命令，還墜入了愛河，對此他雖然感到慌張，但一想到反正自己也不希望賽姬被別人搶走，便決定更進一步利用從阿芙羅黛蒂的花園裡湧出來的兩座泉水。

這兩座泉水分別是甘泉和苦泉，兩者都具有神祕的力量——甘泉具有提高魅力的力量，會讓使用者更美麗；而苦泉則會使人魅力驟減。厄洛斯趁賽姬睡著時先將苦泉滴在她的嘴唇上，讓其他異性感受不到她的魅力，然後再將甘泉滴在她的頭髮，讓她的美貌更加閃耀動人。

賽姬在厄洛斯的計策下變得更加美麗了，儘管人們依舊持續不斷地崇拜她，但就是沒有一個男人可以從她身上感受到異性的魅力，因此賽姬一個求婚者都沒有。反而是美貌不及賽姬的兩個姊姊們都得到求婚，出嫁離開了，只留下賽姬像沒有香氣的花朵，徒有崇拜。

然而就在某一天，天上降臨了新的神諭，宣稱國王必須將賽姬獻給一頭生活在懸崖下的神祕怪物作為伴侶。賽姬的父母對於這個神諭

感到震驚又絕望，但賽姬毅然決然地接受這一指示，認為該來的終究還是來了，因為她比誰都清楚明白，眾人讚揚她比美神還要漂亮這件事將會招致巨大的災難。

總之，由於不能違抗神的旨意，在宮女們為賽姬梳妝打扮一番後，她就被帶到了懸崖邊。雖然賽姬以一身華麗的新娘裝扮坐在豪華的婚轎中，但畢竟這是去向怪物獻祭的路上，整個出嫁隊伍都籠罩在悲痛的氣氛中。

隊伍將賽姬放在懸崖邊之後就回去了，賽姬已然看開這一切，靜心等待著怪物到來，但她等了又等，怪物還是沒有出現。

就在這時，突然從風中傳來了一個美妙的聲音要賽姬跳下懸崖，那個聲音不斷對她竊竊私語說：「大膽地跳下去吧，不用擔心，風會接住妳的。」賽姬心想：「反正自己也回不去。」便依照聲音的指示縱身躍下懸崖。就在她躍下的瞬間，一陣風輕輕地抱住了她，如風的細語所說，賽姬乘風得以順利地抵達懸崖下。

懸崖下有一棟富麗堂皇的宅邸，當賽姬一踏進宅邸，就聽到宅邸內傳來其他聲音，這些聲音對賽姬說：「從現在起，妳就是我們的女主人了，我們將會侍奉妳、照顧妳的起居，而這棟宅邸的主人將會是妳的丈夫，他會在夜幕降臨後回來。」

儘管這些侍從始終是隱形的，但他們還是恭敬地服侍賽姬，每天為她準備洗澡水和美味的食物，一點都不虧待她。賽姬在享受過比自己原本住的皇宮還要豪華的生活後，便躺在床上沉沉睡去了。

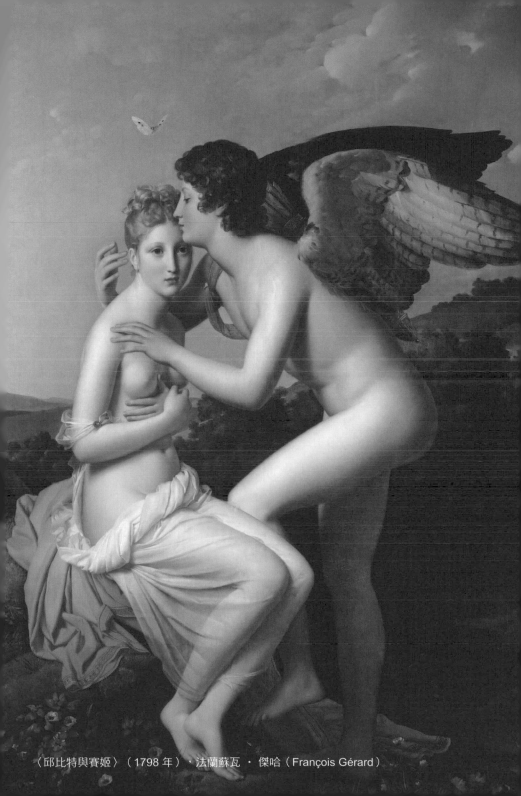

〈邱比特與賽姬〉（1798 年）‧法蘭蘇瓦 ‧ 傑哈（François Gérard）

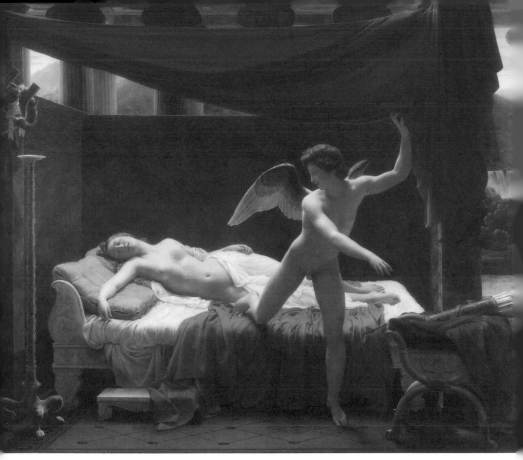

〈厄洛斯與賽姬〉（1817 年），弗朗索瓦－愛德華・皮科（François-Édouard）

　　到了晚上，果真如那些聲音侍從所說，有個「人」進來了，那個人對賽姬說：「雖然我將會是妳的丈夫，但我不能讓妳看到我的臉。」儘管看不到對方的容貌，但他美妙的嗓音和溫柔的語氣讓賽姬覺得很是安心，自此便將那個人視作自己的丈夫。可能是因為在之前，賽姬原本做好了會被怪物抓走的心理準備，相較之下，覺得現在這個情況其實並不算太糟。

就這樣，賽姬開始與看不見的丈夫和侍從們一起生活，然而眼下的生活倒也還算平靜、幸福，使賽姬十分享受當下，她甚至認為自己有可能就這樣度過一輩子。然而在過久了奢華的日子後，賽姬開始想念起自己的家人，想讓家人知道自己過得很平安。

於是賽姬請求丈夫允許她邀請自己的兩個姊姊到這裡來，而這次邀請，卻為賽姬播下了考驗及不幸的種子。

當賽姬邀請姊姊們到宅邸時，兩個姊姊起初還因為見到妹妹過得很平安、很好的樣子而為她感到開心和放心，但後來看到妹妹沉浸於幸福的模樣，她們的心裡開始產生嫉妒。

身為賽姬的姊姊，她們從小就看到賽姬因為長得漂亮而受到眾人讚揚，而當賽姬因此遭受神諭的懲罰時，她們雖為賽姬感到心疼，但或許心中還有些欣喜，覺得這是在補償之前受到的差別待遇也不一定，畢竟在兄弟姊妹之間，也還是會有競爭心和嫉妒心。

然而，她們想到妹妹嫁給怪物後，總有一天不是橫死就是會變得不幸，就感到很悲傷，但在看到妹妹如此幸福快樂的模樣後，一開始的安心感便很快消失，從前盤踞在心頭的嫉妒似乎再次纏上了她們。

因此姊姊們對賽姬說了像是「妳看過丈夫的容貌嗎？」、「他該不會因為是頭很可怕的怪物才躲著妳，不讓妳看他的臉吧？」、「妳要想辦法偷偷確認一下……」等這類的話，讓她陷入懷疑和煎熬之中。

姊姊們的嫉妒心就這樣變成了賽姬手中的短劍和油燈。賽姬雖一開始努力不去在意姊姊們說的話，但年紀尚幼的她漸漸因姊姊們的話動搖，最後終於下定決心要趁丈夫睡著時偷看丈夫的長相。

當晚，丈夫和平常一樣在深夜時回來，兩人聊了一會兒後，丈夫就睡著了，賽姬先是裝睡，之後便偷偷起身，拿起短劍並點了油燈，打算一窺丈夫的真面目，但沒想到映入她眼簾的是一位美到令人驚豔的青年——眼前的丈夫不僅有著精緻的五官和一頭金黃色的鬢髮，連皮膚都那麼柔軟白皙……由於他的臉蛋太過於完美，讓人不禁讚嘆「如果有美神，應該就是長這樣吧」。

　　不用說也知道，賽姬眼前的這個男人，就是迷上她的厄洛斯。賽姬被丈夫的容貌深深吸引，就在她想更靠近一點仔細欣賞時，她不小心犯了個錯誤。就像當初丈夫被自己的箭刺中一樣，賽姬不小心讓油燈太傾斜，導致一滴燈油濺落到了厄洛斯身上。

　　被熱燈油驚醒的厄洛斯看到是賽姬所為後，先是一陣錯愕，接著生氣地指責起她不該違背與自己的約定，他向賽姬表明自己的身分後，便威嚇賽姬兩人此後再也見不到面，然後就飛走了。

　　而就在厄洛斯飛走的那一瞬間，原本在宅邸的聲音侍從們也都消失不見，宅邸裡只留下一片荒涼，如同廢墟一樣。賽姬這時意識到自己親手毀了這一切的幸福，陷入巨大的悲傷之中，但她很快地想到自己不能只是愣在那裡，因此賽姬隨即展開長途跋涉，尋找丈夫的蹤跡。

　　另一方面，當賽姬的兩個姊姊在得知賽姬被丈夫拋棄後，滿心期待自己可以取代妹妹的位置，口中邊叫喊著要風來接住她們，接著縱身躍下了懸崖，但可想而知，兩人的結局都是當場死亡。

　　賽姬離開那個曾經像天堂般的宅邸後，苦思著找尋厄洛斯的方法，但厄洛斯是來自天上的神明，要見到他並不是件容易的事情。

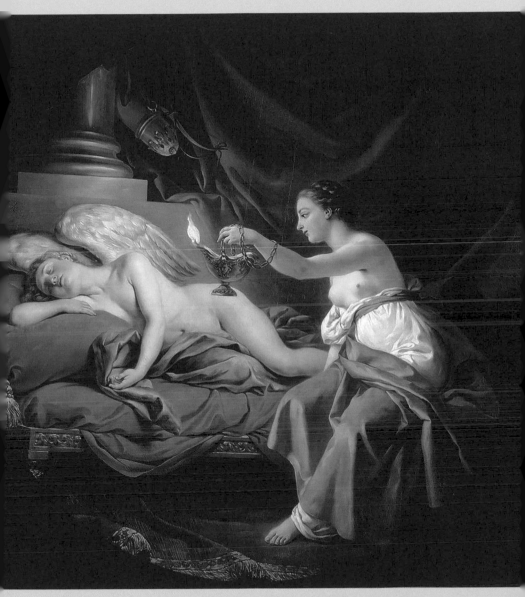

〈賽姬看著沉睡中的厄洛斯〉（1769 年），路易－尚－法蘭蘇瓦·拉格瑞尼

賽姬先是去了山上一座被遺棄荒廢的神殿，在那裡打掃了好幾天，並向上天禱告，請希臘諸神幫助自己。

而這座神殿的主人正是農業女神迪密特，她見賽姬的處境十分可憐（從迪密特非常疼愛女兒波瑟芬妮的這個性格來看，她的確有可能對年幼的女性產生憐憫之心），便回應了她的禱告，告訴賽姬，必須消除阿芙羅黛蒂女神心中的怨氣才能見到厄洛斯。

在聽到迪密特的話後，賽姬便啟程前往阿芙羅黛蒂的神殿，她跪趴在阿芙羅黛蒂面前，稱自己是卑賤的物種，全心全意地乞求寬恕。

儘管過去賽姬得罪美神的事蹟不是她本人所為，但是阿芙羅黛蒂原本就因為賽姬的存在而討厭她，再加上她還傷了自己兒子的心，阿芙羅黛蒂自然不可能就這樣放過賽姬，讓她去見厄洛斯。

從這裡開始，即將上演一場婆媳矛盾，這場婆媳矛盾幾乎可說是希臘神話中的唯一一場，而且規模還是數一數二的大。阿芙羅黛蒂告訴賽姬，只要她完成交代的工作，就會讓她去見厄洛斯，話雖這麼說，但阿芙羅黛蒂指使她做的，卻是凡人很難做到的事情。

首先，阿芙羅黛蒂要她去自己飼養鴿子 ❶ 的倉庫，將飼料依穀物種類分類。那裡的穀物之多，身為人類的賽姬就算工作再久，也不可能自己一個人將所有的飼料都分類完成。

---

❶ 鴿子是阿芙羅黛蒂女神的使者象徵。

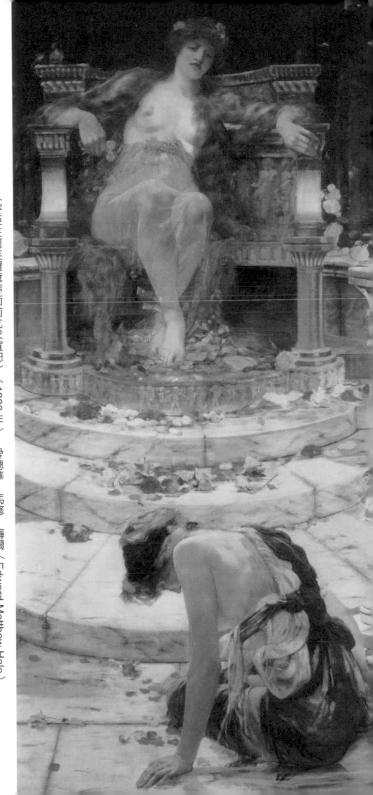

〈賽姬在阿芙羅黛蒂面前乞求寬恕〉（1883 年），愛德華‧馬修‧海爾（Edward Matthew Hale）

面對這一大倉的穀物，賽姬感到不知所措，不知道該怎麼辦才好。厄洛斯一聽到這個消息，不但沒有對她生氣，反而心疼她的遭遇，便派出螞蟻大軍去幫助賽姬。就這樣，突然出現的螞蟻大軍替賽姬將倉庫內的所有穀物都分類完畢，工作結束後，賽姬向阿芙羅黛蒂女神報告此事，想不到女神認為是賽姬誘惑厄洛斯這麼做，她更生氣了。

　　與此同時，阿芙羅黛蒂這次讓她做一件更艱難又更危險的工作，那就是從羊的身上採集黃金羊毛。但這些羊不是我們一般所想的那種溫馴可愛的綿羊，牠們生性凶惡，如凶禽猛獸一般，只要人類靠近，就會用羊角頂撞，或是撕咬人的身體，使人喪命。

　　賽姬想到自己很可能在採集羊毛時，還沒來得及反抗羊的攻擊就死了，於是茫然若失地坐在羊群聚集的原野附近。這時一位河神看她的處境可憐，便搖動蘆葦引起她的注意，隨後告訴她：「這附近有一條河，羊都會去那裡喝水，只要趁夜裡羊群喝完水之後過去，就會看到牠們溫順地待在那裡，這時候只要乘機把掉在河邊草上的羊毛收走就行了。」

　　賽姬因為這番話得到了勇氣，她趁夜晚羊群都喝過水在休息時，偷偷把從牠們身上掉下來的羊毛收集起來後帶走。然而她這樣投機帶走的羊毛，還是無法消除阿芙羅黛蒂心中的怒氣，反而更生氣地質疑這次又是厄洛斯在幫她。

　　然後這一回，阿芙羅黛蒂又要賽姬去到一座非常險峻的峭壁，並從峭壁的瀑布中打水回來，而這個任務也同樣令身為人類的賽姬無可奈何。

　　就在她再次望著瀑布，感嘆自己這下真的很可能在見到厄洛斯之

前就先死了之際，天空中突然飛來了一隻老鷹，把她手中的水桶叼走，然後去瀑布裝水回來。雖然至今仍無法確定這隻老鷹是厄洛斯派來幫她的，還是無聊的宙斯化身為老鷹去幫忙，總之賽姬就這樣再一次通過了考驗。

當然，這次阿芙羅黛蒂女神的怒氣還是沒有因此而消散，她表示會給賽姬最後一個任務。阿芙羅黛蒂說自己因為賽姬闖的禍，操心到都長皺紋了，因此要求賽姬去找其他神祇索討化妝品，好讓自己能夠恢復到從前的美貌，而那個化妝品，只要去找冥界的女王，也就是農業女神迪密特之女，現為冥王黑帝斯的夫人——波瑟芬妮就能拿到。

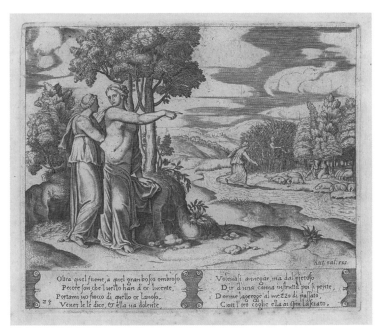

〈賽姬被下令取回金羊毛〉（1530～1560 年），安東尼奧‧薩拉曼卡
（Antonio Salamanca）

乍聽之下這就好像快遞員一樣，只要把東西取回來就可以了，但賽姬畢竟只是一介凡人之軀，要她去一趟冥界（陰間），這無異於是要她的命。

賽姬絕望地想：「這下再也沒有辦法可以戰勝考驗了。」便打算登上高塔，縱身躍下。但就在此時，高塔上突然傳來一個聲音（難道是厄洛斯嗎），這個聲音非常溫柔且仔細地告訴賽姬活人去冥界的方法，教她怎麼找到冥界的入口，以及如何搭上卡戎的船渡過冥河。

不僅如此，這聲音還告訴賽姬關於波瑟芬妮的禮物的注意事項，要賽姬絕對不能夠打開波瑟芬妮給她的黃金盒。賽姬從段話語中得到了勇氣，她順利地抵達冥界，見過波瑟芬妮，並取得那個裝有「未來婆婆指定」化妝品的黃金盒。

然而不懂事的賽姬在最後關頭還是犯下了錯誤，她為了讓自己在見到厄洛斯時能夠看起來更漂亮一點，便想偷拿一點神明的化妝品來用，因此她最終還是打開了那個不能打開的盒子。

當她打開盒子時，在盒子裡見到的並不是化妝品，而是「如死亡般的睡眠」，也就是那種使人類再也無法甦醒的沉睡。於是賽姬就這樣在回去阿芙羅黛蒂神殿的路上昏迷，就此倒地不起。

厄洛斯聽到這個消息後驚訝地馬上飛向賽姬，試圖用箭喚醒她，接著再將她帶去宙斯那裡，哀求宙斯幫忙居中與母親協調，讓賽姬能夠和自己在一起。或許是打從心底看好這對年輕的戀人吧，宙斯欣然答應了他們的願望。

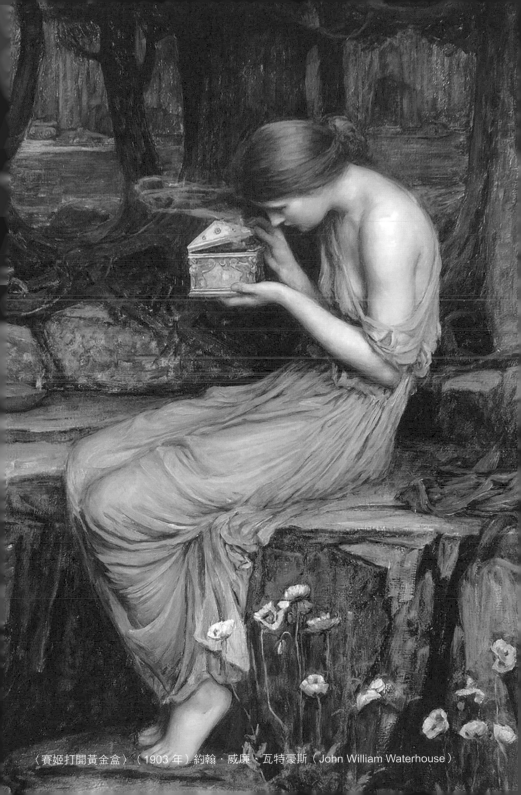

〈賽姬打開黃金盒〉（1903 年）約翰・威廉・瓦特豪斯（John William Waterhouse）

宙斯不僅勸阿芙羅黛蒂別再生氣，還將賽姬升格為神明，讓她能夠永遠和厄洛斯在一起。不知道是不是因為宙斯親自請求的緣故，阿芙羅黛蒂這才終於平息怒氣，轉而祝福厄洛斯和賽姬的婚姻。這一對戀人最後就在眾神的祝福下，於奧林帕斯山上舉辦婚禮。

　　賽姬成為神明後，背上長出了一對翅膀，就像她丈夫一樣，而這對翅膀的形狀與蝴蝶的翅膀相似。蝴蝶撐過蛹的階段，變身為美麗的成蟲，我認為這和成為神的人類靈魂很是相似。

　　賽姬和厄洛斯兩人後來生下了一個女兒赫多奈（Hedone），這個名字的意思是「歡愉」，這似乎是象徵一個靈魂只要實現愛情，就會獲得最大的喜悅。而意指「享樂主義」的英文單字「Hedonism」就是起源於赫多奈。

　　從賽姬這一路的旅程來看，我們可窺探出古希臘人對於「為了使靈魂達到神的境界，人所要付出的努力」這一點的思考邏輯，他們認為人必須克服各種試煉，才能達到超越人的境界。

　　而賽姬成神的例子則是個極罕見的案例，在希臘神話中，幾乎沒有人和她一樣是在毫無血統的關係下由人變成神。她在得到眾神認同之前，既沒有從死亡中復活，也沒有被神明劫持到天界，從這一點來看，她的情況應該是唯一一個特例。

　　另一點有趣的是，賽姬之所以會成為神明，竟是因為一開始她違反了「神的禁令」。希臘神話裡相當忌諱人類違反神明的命令，但從另一方面來看，古希臘人說不定認為人若要成為神，就得打破禁忌才行。這就表示他們認為人類靈魂所具有的重要特質，就在於企圖超越自身極限的那股慾望。

在結束這個故事之前，我想暫時拐個彎，從精神醫學方面解讀賽姬的故事。事實上若換個角度來看，這個故事也有可能是在描述「病發於年輕女性的思覺失調症」。

在故事當中，賽姬不僅受到阿芙羅黛蒂的詛咒，還因為厄洛斯耍了小手段，導致她錯過適婚年齡。賽姬當時的年齡大概是幾歲呢？據說在古希臘時代，女性約莫會在 10 ～ 15 歲之間結婚，因此，從故事中強調賽姬錯過了適婚年齡這點來看，她很有可能已經超過 20 歲了。

另外，儘管神降下的旨意很極端，是要她嫁給一個怪物，她的父母卻不反抗，只是遵照神諭行事，照這樣推測，賽姬的年齡以當時來說也有可能是已經大到無法再容忍的程度，再拖下去就結不了婚了。由此看來，充分可以推測出賽姬的年紀大概是 25 歲左右。而現代醫學中，女性患思覺失調症的好發年齡，約在 25 ～ 35 歲之間。

另外，賽姬還聽到了風聲向她低語：「只要從懸崖跳下去，我就會接住妳。」和「一些忠心耿耿的隱形侍從」的聲音，並主張自己的丈夫其實是高貴的神祇，每天晚上都會來找她。在思覺失調症診斷中，最重要的症狀就是幻覺和妄想，而若是從現實角度來看，之後所有的旅程很可能都是賽姬的幻想。

故事中先是看到賽姬將姊姊們對她的勸告視為嫉妒；接著突然表示丈夫消失了，便出遠門去找他。不僅如此，她還到一座被遺棄的神殿打掃並且祈禱，而正常來說，這種時候應該會去香火鼎盛的知名神殿才是；之後她又以美神阿芙羅黛蒂的命令為由，做出各種奇行怪舉，比方螞蟻將成堆的穀物分類、在夕陽西下之際前往羊群們所在的草原收集黃金羊毛；另外還說有一隻鳥幫自己從如刀削的瀑布中取水，最

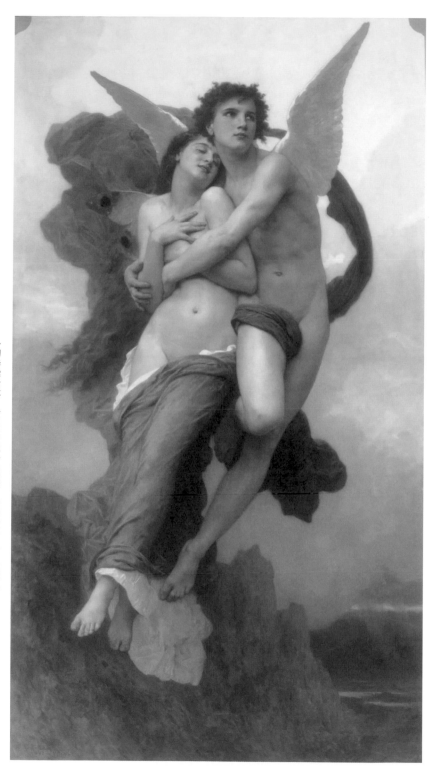

〈劫持賽姬〉（1895 年）威廉‧阿道夫‧布格羅（William Adolphe Bouguereau）

後甚至表示自己去了一趟冥界。

種種一切妄想加重，以至於後來症狀進一步惡化，出現了拒絕現象（Negativism），猶如死去了一般提不起勁、癱在那裡。也許賽姬是一名思覺失調症患者，死前的症狀還很嚴重。

若是以這種方式解讀的話，美麗的浪漫奇幻片似乎就會變成一部心理驚悚片，也許神話與科學的界線就是指這個也不一定。

2
情愛妄想——厄洛斯

　　情愛妄想（Erotomania）是妄想性障礙的一種，主要症狀是患者深信有人正在和自己談戀愛。由於該心理疾病的案例是由法國的精神病學家加埃唐・加添・德・克雷宏波（Gaëtan Gatian de Clérambault）首次發表，因此也稱作克雷宏波症候群。

　　克雷宏波於 1921 年發表了一篇論文，當中提到的個案是一位 53 歲的法國女性，該名女性強烈地認為英國王子喬治五世深愛著自己，還因此找去英國的白金漢宮前等，表現出異常的思維和行為模式，克雷宏波並將此稱之為情愛妄想。

　　罹患該疾病的病患，會陷入另一個人正在和自己談戀愛的妄想中，即便對方不知道當事人的存在，他們還是會替對方的所有行動賦予過度意義，同時將自己的妄想合理化。若症狀嚴重，還可能進一步發展成跟蹤騷擾等犯罪行為。

　　正如我們可以看到「情愛妄想」這個術語中包含了「Eroto」一詞，這個用語的起源，就是前一篇提到的厄洛斯。厄洛斯自己雖然遇見了

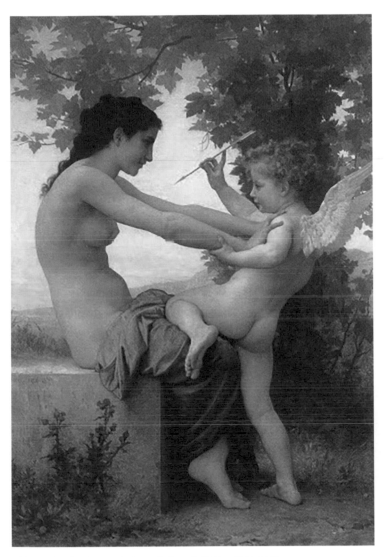

〈抵禦愛神〉（1880 年），威廉・布格羅・鮑格雷奧

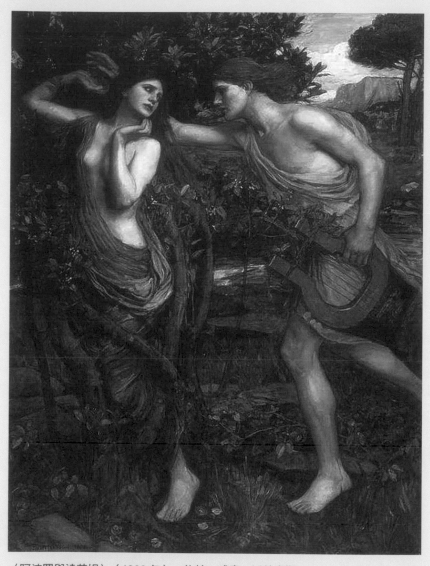

〈阿波羅與達芙妮〉（1908 年），約翰‧威廉‧沃特豪斯
從化為月桂樹的達芙妮的表情中，似乎可以看出她對一廂情願的愛情感到恐懼及厭惡。

賽姬，與她長相廝守，但厄洛斯在長大成人之前，經常帶著金箭（喚起愛情）和鉛箭（喚起厭惡）開玩笑，操弄神明與人類的感情。由此引發最大的悲劇之一就是阿波羅和達芙妮（Daphne）的故事。

阿波羅和自己的妹妹阿蒂蜜絲都以擅長箭術聞名，某天他們看到厄洛斯正拿著弓和箭在玩耍，便取笑他，說他拿的是小孩子的玩具。厄洛斯因此懷恨在心，於是便向阿波羅射出了金箭，並向在這個瞬間映入阿波羅眼簾的樹精靈達芙妮射了鉛箭。就這樣，阿波羅深深地愛上了達芙妮，但達芙妮卻非常厭惡阿波羅。

平時號稱「神界第一美男」的阿波羅早已習慣到處被人求愛。他無法理解為什麼不管自己如何苦苦哀求，達芙妮就是不開心，甚至還逃跑，最後開始追逐為了躲避他而逃跑的達芙妮。

而後達芙妮不停地逃，直到逃到精疲力竭，再也沒力氣了，無奈之下，達芙妮只好求助於自己的父親河神，請父親將自己變成另一個模樣，讓阿波羅無法認出自己。

就這樣，達芙妮變成了一棵月桂樹。然而阿波羅依然認出了眼前的月桂樹就是為了躲避自己而逃跑的達芙妮所變，於是把樹收做自己的樹木。也因此後來，人們會為被認為受到阿波羅保佑的勝者們戴上月桂冠。

阿波羅和達芙妮的神話故事描繪了情愛妄想可能導致的事情，也讓我們清楚看到：若是不管對方心意，只一味地執著於自己一個人的感情會發生何種悲劇。由於情愛妄想是由厄洛斯的箭造成的，因此在妄想性障礙中使用「Eroto」作為字首，看起來再合適不過了。

3

亂倫情結——伊底帕斯

　　精神分析學中，最廣為人知的應該就是伊底帕斯情結。不僅如此，伊底帕斯是希臘神話中著名的登場人物，這點也無須贅言。

　　伊底帕斯（Oedipus）是底比斯國王萊厄斯（Laius）和王妃伊俄卡斯忒（Jocasta）的兒子，由於他被神預言日後將會弒父娶母，因此出生後就被丟棄在外頭。其實當初萊厄斯國王是命令大臣殺了這個孩子，然而大臣於心不忍，只是將小伊底帕斯吊掛在附近山中的一棵樹上後就離開了。

　　後來一名科林斯（Corinth）的牧羊人發現被吊在樹上號啕大哭的小伊底帕斯，便將他帶回家中作養子，養育他成人（也有一說是小伊底帕斯被帶去給科林斯的國王作養子）。

　　伊底帕斯一開始被發現的時候，因為腳踝上綁著繩子，導致血管阻塞造成腳瘀血腫脹，以此幫這名嬰孩取了意指「腫脹（Oed）的腳（Pus）」——「Oedipus」，也就是「伊底帕斯」這個名字。

　　而從這個意味著「腫脹」的單字「Oed」所衍生出來的單字，是

意指水腫的「Edema」。

伊底帕斯長大成為一位俊俏的青年後，得知自己的親生父母另有其人，便決定離開家鄉去尋找自己的親生父母。然而當時底比斯內出現了一隻叫史芬克斯（Sphinx）的怪物，牠到處興風作浪，還會將人生吞活剝。據說這隻怪物是家庭守護神赫拉派來懲罰國王萊厄斯的，因為他遺棄自己的親生兒子。

萊厄斯王為了找出消滅史芬克斯的方法，離開了底比斯，但就在他駕駛馬車前往接受神諭的途中，在一條狹路上碰到了伊底帕斯。兩人互不相讓，就誰先過去一事發生口角，之後演變成感情用事，雙方展開了一場火併。年輕力壯的伊底帕斯殺死了國王一行人，只剩馬夫保住性命逃跑了。

最終伊底帕斯就在不知情的狀況下兌現了部分預言，也就是弒父。之後，伊底帕斯繼續前進，直到他遇見了史芬克斯。那個著名的謎語就是在這裡出現的。奇特的是，那是一個關於「腳」的謎語：

「什麼東西早上用四隻腳走，中午用兩隻腳走，而到了晚上卻用三隻腳走路呢？」

伊底帕斯聽完謎題後想了一下，然後回答：「答案是人類。」因為人類幼兒時用四隻腳爬行，長大後用兩隻腳走路，而老了便會持拐杖走路。

史芬克斯聽到答案後，對於自己的失敗感到非常羞恥，就跳下懸崖自殺了。結果因為伊底帕斯解決了一直以來讓底比斯人頭痛的怪物，成為了底比斯的英雄。

〈伊底帕斯與史芬克斯〉（1864 年），居斯塔夫・莫羅（Gustave Moreau）

而且剛好當時國王萊厄斯去世，王位出現空缺，所以人民就擁戴伊底帕斯為底比斯的新一任國王。不僅如此，他還和因為喪夫所以必須獨自治理王國的王妃伊俄卡斯忒共結連理，就這樣，神諭的後半部分——娶自己的母親，竟然成真了。

你也許會想，他怎麼會和一個與自己母親年紀相仿的女人結婚呢？但在神話中，為這點提供了一個適當的解釋，那就是因為伊俄卡斯忒擁有一條神祕的「哈耳摩尼亞（Harmonia）的項鍊」，縱使歲月流逝，她在遇見長大成人的伊底帕斯時，依然保持著青春與美貌。

哈耳摩尼亞是戰神阿瑞斯與阿芙羅黛蒂的女兒，而這條項鍊是哈耳摩尼亞結婚時，赫菲斯托斯送她的禮物。相傳這條項鍊可以使擁有它的人永保青春美麗，但另一方面，它也會為其主人帶來不幸。

這條項鍊不愧是由最偉大的工匠之神一手打造，好好地幫伊俄卡斯忒保持了青春及美麗，但也因此發生「與親生兒子相愛」的不幸。

伊底帕斯在不曉得神諭已然應驗的狀態下和伊俄卡斯忒結為夫婦，兩人生下了四個小孩，過著幸福的生活，此外，他還將底比斯治理得有聲有色、天下太平。然而命運並沒有放過伊底帕斯，底比斯裡突然開始出現了原因不明的傳染病，不論他再怎麼努力都還是無法解決問題，最後伊底帕斯只好請求神諭的指示。

然而神諭的回答，竟是告訴他：「只要殺害前國王的犯人還待在底比斯一天，或是違背倫理、弒父娶母之人未受到懲罰，傳染病就不會消失。」伊底帕斯完全不知道自己就是那個罪魁禍首，還努力要找出殺害前國王的凶手，並找來著名的盲人預言家特伊西亞斯（Tiresias），請他告訴自己凶手是誰。

特伊西亞斯告訴伊底帕斯王，說他就是那個違反倫理的人，不僅殺了父親萊厄斯王，還和母親伊俄卡斯忒結婚。伊俄卡斯忒知道這個事實後由於太過震驚，最後選擇了上吊自殺；而伊底帕斯則是挖出自己眼睛，把自己變成了一個盲人。他們的下場，彷彿就是之前因為自己出的謎題被猜中而不勝羞愧，最後自殺的怪物史芬克斯的翻版。

在那之後，伊底帕斯走到哪裡都被指責是不孝逆子，他最後被驅出底比斯，到處流浪。據說，這時他身邊只剩女兒安蒂岡妮（Antigone）留下來照護他。伊底帕斯就這樣因命運的安排，成了下場最悲慘的希臘神話英雄。

而伊底帕斯情結這個概念，是由德國一位精神科醫師西格蒙德‧佛洛伊德（Sigmund Freud）從這場悲劇中得到靈感後提出的。他認為男孩子在 3 ～ 5 歲的性蕾期（Phallic stage）❶ 時會想霸占自己的母親，並對父親產生憎惡的心理，不過這在科學上沒有任何依據，因此也有不少主張反駁這個說法。

然而因為這個概念實在太過有名，如今在表達兒子對母親的愛慕以及對父親產生的敵意時，都會使用伊底帕斯情結這個用語。

如果說伊底帕斯情結是指兒子對母親的愛以及把父親當成競爭對

---

❶ 譯註：性蕾期（Phallic stage）：又稱性器期，在佛洛伊德的精神分析中，性蕾期是性心裡發展的第三階段，此階段的孩子開始對性產生好奇，會關注性別的差異，以及對性器官有興趣等。

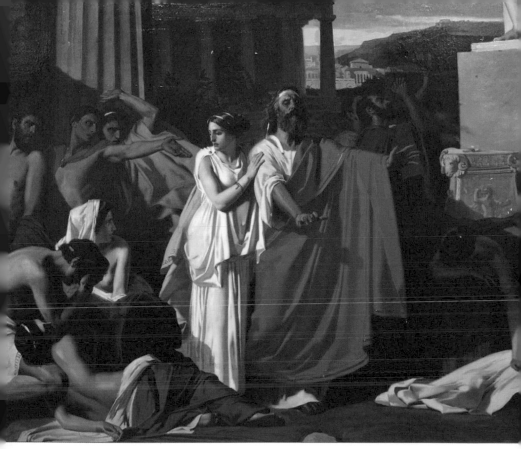

〈自底比斯流亡的伊底帕斯與安蒂岡妮〉（1843 年），歐仁‧歐內斯特‧希勒馬赫

手的心理，那麼厄勒克特拉情結這個用語就是表示女兒對父親懷有愛意而嫉妒母親的狀態。厄勒克特拉（Electra）是阿伽門儂的女兒，阿伽門儂是邁錫尼的國王，他在《伊里亞德》中可說是將領級的人物，帶領一群驍勇善戰的希臘英雄作戰。

　　阿伽門儂也是克呂泰涅斯特拉的丈夫，在前面提過，克呂泰涅斯特拉是希臘絕世美女海倫的姊姊。阿伽門儂在特洛伊戰爭中取得

勝利之後，威風凜凜地凱旋歸來，並俘虜了特洛伊的公主卡珊德拉（Cassandra），將她作為戰利品，帶著她回國。然而他一回到祖國，就慘遭妻子殺害。

在特洛伊戰爭開始之前，阿伽門儂曾經把自己的女兒伊菲革涅亞（Iphigenia）作為祭品獻給女神阿蒂蜜絲（據說，事實上是阿蒂蜜絲看伊菲革涅亞可憐，所以收她為弟子，把她帶到很遠的地方）。而克呂泰涅斯特拉對這件事懷恨在心，她不只恨透了丈夫，還趁丈夫外出作戰時與其他男人私通，並決心將他殺死；而在弒夫之後，她便讓自己的情夫當上邁錫尼國王。

不僅如此，克呂泰涅斯特拉還封住所有知道這件事實的人的嘴巴。為了把王位傳給自己的私生子，甚至還打算殺了她和阿伽門儂的兒子俄瑞斯泰斯（Orestes），幸好彼時俄瑞斯泰斯已順利逃到遠方，這才躲過一劫。

阿伽門儂和克呂泰涅斯特拉生下的子女們無法理解母親的行動，也不能原諒母親在弒夫之後還要殺害自己的子女，所以俄瑞斯泰斯和他的姊姊厄勒克特拉在七年後對母親展開了報復。

當然，由於這個行為也算是大逆不道，俄瑞斯泰斯受到復仇女神懲罰，導致他有一陣子精神失常、瘋瘋癲癲的。但最後他在眾神的法庭上被認定無罪，這才回復正常，不再發狂。

事實上若只從這個神話中的悲劇來看，會發現內容與厄勒克特拉情結的核心概念——「女兒愛慕父親、嫉妒母親」不太一樣。但可能是因為這個悲劇出現「女兒殺害母親」，與伊底帕斯情結中發生的「兒子殺害父親」相反，才會取自這個神話。

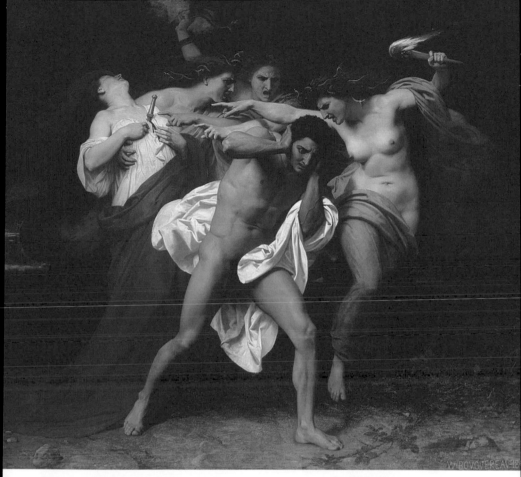

〈被復仇女神追捕的俄瑞斯泰斯〉（1802 年），威廉・阿道夫・布格羅

　　另外還有一個用語叫「淮德拉情結」（Phaedra complex），這個
用語雖然不是正式認可的醫學術語，但通常會以它來指繼母對繼子產
生愛戀的狀態。我們在忒修斯的故事中曾經提過阿里阿德涅，而淮德
拉（Phaedra）是阿里阿德涅的妹妹。

阿里阿德涅因為神諭而被忒修斯拋棄，但淮德拉和她的姊姊不同，她已經和忒修斯結婚，正式成為忒修斯的妻子。不過忒修斯之前已經和亞馬遜的女王希波呂忒（Hippolyta）生了個兒子，年紀很大了，所以淮德拉對忒修斯沒什麼特別的感情，反而戀上了他的兒子，也就是年輕俊俏的青年希波呂托斯（Hippolytos）。

　　而也有一個說法是希波呂托斯由於崇拜阿蒂蜜絲女神，立誓會保持貞潔，還藐視愛神阿芙羅黛蒂，因此阿芙羅黛蒂讓淮德拉愛上自己的繼子，以此作為對希波呂托斯的懲罰。

　　然而由於希波呂托斯是阿蒂蜜絲的隨從，再加上他沒有理由接受繼母對自己的追求，所以希波呂托斯斷然拒絕了淮德拉的示愛。然而

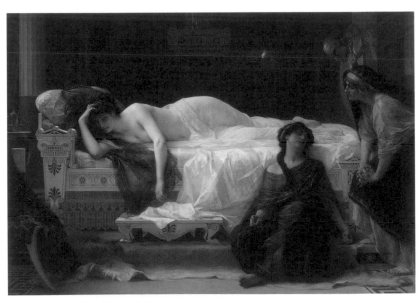

〈淮德拉〉（1880 年），亞歷山大・卡巴內爾（Alexandre Cabanel）

淮德拉竟因此懷恨在心，便去丈夫忒修斯跟前，謊稱希波呂托斯企圖玷汙自己。

　　忒修斯得知此事後勃然大怒，下令處死希波呂托斯，另有一說是他請求波賽頓懲罰希波呂托斯，在希波呂托斯駕駛馬車時使馬受到驚嚇而狂奔，讓希波呂托斯跌墜而亡。總之，當淮德拉在聽到希波呂托斯身亡的消息後，便絕望地自殺了。

　　儘管淮德拉情結不是正式的醫學術語，但這個故事偶爾會出現在文學和藝術領域中，若是知道這個用語的起源，想必會更覺有趣。

4
自戀型人格障礙——納西瑟斯

在新聞或電視上談論重犯罪者時，經常會使用「精神病患者」（Psychopath）一詞，所謂「精神病患者」，又可稱之為「反社會性人格障礙」，也許是出於這個原因，只要提到人格障礙，人們就很容易先想到精神病態這個概念。

然而實際上人格障礙並非只有像精神病態這樣的反社會性人格障礙，若仔細察看其定義和標準，可以發現人格障礙沒有那麼簡單。

人格障礙（Personality disorders）是指病患的性格、習慣和思考方式等極端且持續地偏離社會規定之標準，致使病患在社會生活中引發問題的障礙。人格障礙大多發生在青少年期或成年早期，若患上這種疾病，會造成社會生活困難，使患者和周遭親友受苦。

根據《精神疾病診斷與統計手冊》（*Diagnostic and Statistical Manual of Mental Disorders*❶）第四修訂版 DSM-IV 所述，人格障礙大體可分為三類，而三類加起來裡共有十種人格障礙。

這三類分別是：

- **A 型──奇怪類**：偏執型、思覺失調型、類思覺失調型

- **B 型──戲劇類**：反社會型、自戀型、邊緣型、表演型

- **C 型──焦慮類**：迴避型、依賴型、強迫型

當然，為了診斷上述這幾類人格障礙，需要向精神健康醫學科專科醫生諮詢，不能隨意斷定自己或他人是人格障礙患者。

在這些分類當中，屬於 B 型疾患裡的「自戀型人格障礙」（Narcissistic Personality Disorder, NPD），特徵是自尊感過高、渴望受別人稱讚、缺乏同理心等。自戀型人格障礙的英文，源自希臘神話中一位美少年的名字。

納西瑟斯（Narcissus）是水澤仙女利瑞歐珮（Liriope）的兒子，利瑞歐珮是河神的女兒，而納西瑟斯的父親基菲索斯（Cephissus）也同樣是一位河神，因此從他誕生那天開始，就與水有緊密的關係。

由於利瑞歐珮十分擔心自己美麗的兒子的未來，於是找來曾在〈亂倫情結──伊底帕斯〉中出現過的那位盲人預言家特伊西亞斯，詢問孩子的未來。

---

❶ 譯註：《精神疾病診斷與統計手冊》（*Diagnostic and Statistical Manual of Mental Disorders*）由美國精神醫學會出版，是一本精神衛生領域的標準參考，用來協助做出準確的診斷及治療。

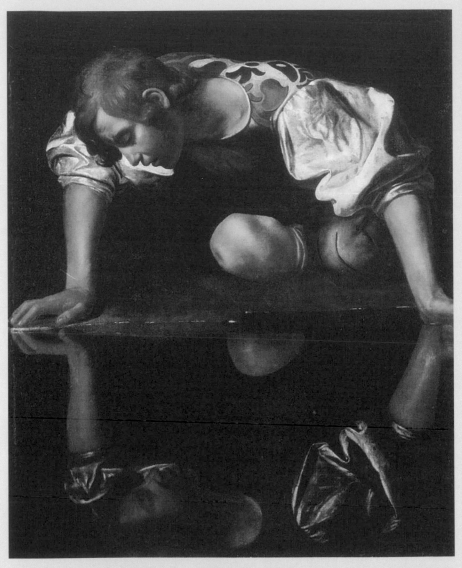

〈納西瑟斯〉（1594～1596 年），米開朗基羅‧梅里西‧達‧卡拉瓦喬（Michelangelo Merisi da Caravaggio）

特伊西亞斯預言，只要納西瑟斯「不要看到自己的長相」，就能安享天年（也有一些傳說中並無出現這個故事）。儘管現在要在生活中不看自己的臉，幾乎是不可能的事，但因為鏡子在古希臘時代尚未普及，因此要遵守這點程度的禁忌，應該不會很難。

總之，納西瑟斯在成長過程中謹遵預言教誨，長大後成為容貌非常俊美的青年，但因為他的自尊心很強，任何女性向他示愛，他都無動於衷，還冷酷地拒絕對方。

雖然拒絕自己沒有好感的異性是理所當然的反應，但或許是因為這樣的情況不止一次，而且拒絕的方式還非常冷漠無情，被納西瑟斯拒絕的女人都對他懷恨在心。這些女人被拒絕後，迫切地懇求復仇女神涅墨西斯（Nemesis）或是愛神阿芙羅黛蒂幫忙報仇，讓納西瑟斯像她們一樣，嘗嘗失戀的痛苦。

最終女神們同意了她們的訴求，便對納西瑟斯下了一個詛咒，讓他愛上一個絕對無法和他戀愛的對象。一天，納西瑟斯結束打獵，在回來的路上因口渴而去池塘喝水，結果不小心看到自己映在水面上的臉龐。

而就在這一瞬間，特伊西亞斯的預言成真了！當池塘裡出現一個美若天仙的人，納西瑟斯還以為對方是水精靈，沒有意識到那就是他本人。就這樣，納西瑟斯不斷地追求自己映在水中的倒影。

但是納西瑟斯只要一伸手，對方就會像逃跑一樣消失不見；但只要當漣漪停止，對方就又回來，像自己一樣地面露微笑。面對如此迷人的精靈，納西瑟斯的內心越來越焦急。他一步也離不開池塘邊，只是一直凝視著映在水面上的自己，最終就這樣渴死了。

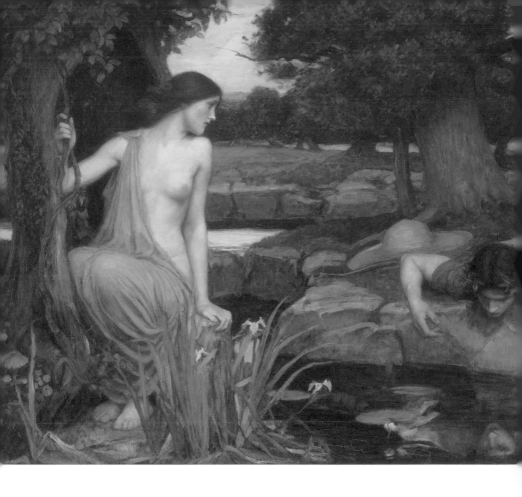

　　據說納西瑟斯最後是面朝水邊垂首死亡的，而且就以最後這個姿
勢成為了一朵花。這朵低著頭、姿態好似垂死的納西瑟斯的花朵，就
是水仙花（Narcissus）。

　　據傳納西瑟斯死後就連在渡過斯提克斯河去冥界時，也不斷看著
自己在水上的倒影。從某個角度來看，這應該是個隱喻，告訴我們連
死亡都無法拆散、死了也無法實現的真愛，就是自戀。

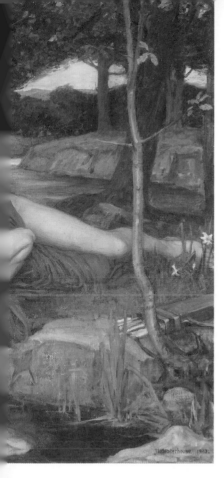

〈厄科與納西瑟斯〉（1903 年）約翰‧威廉‧
沃特豪斯

5

身體畸形恐懼症 —— 摩爾甫斯

　　和愛戀自己的自戀型人格障礙相反，也有一種人格障礙是患者無法喜歡自己。大多數人並不會完全滿足於自己的樣貌，平時也會找出自己不好看或是不夠完美的一面，甚至對此自嘲。但是基本來說，人大部分都是愛自己的，也會想找出自己的優點。當然，也有一種疾病是會讓患者認為自己長得很醜，只執著於自己的缺點，使患者覺得自己極度不幸。

　　身體畸形恐懼症（Body dysmorphic disorder）又稱為身體臆形症或醜形恐懼症，其症狀是即使患者在外貌上沒有特別的缺陷，抑或是缺陷很微小，患者也會認為缺陷很嚴重。

　　罹患該疾病的患者為了「修改」自己的外貌，會執著於整型手術或微整型，但即便做了手術，他們也無法因此滿足，而是陷入憂鬱和社會孤立等痛苦，甚至還會試圖自殺。

　　該疾病在《精神疾病診斷與統計手冊》第四版中原本被分類在軀體障礙之範疇，但到了第五版後，被移到與強迫障礙有關的子類別。

患上身體畸形恐懼症的患者也有可能被診斷為偏執型障礙，需要同時接受藥物治療和提高自尊感的心理治療。

身體畸形恐懼症的英文名中有個單字叫「Dysmorphic」（異形的），這是由「Dys」加上「Morph」組合而成的單字，前者的意思是「異常」，後者則是指「型態」。「Morph」這個單字源自睡神許普諾斯的兒子摩爾甫斯（Morpheus）。雖然也有傳說指稱摩爾甫斯是黑夜女神尼克斯之子，但一般都將摩爾甫斯視為睡神許普諾斯與放鬆和冥想女神帕西忒亞（Pasithea）所生的數千名兒子中的老大。

摩爾甫斯在睡夢裡擔任非常重要的角色，據說他可以模仿任何人的形象，而且還是一模一樣。因此當神明需要透過夢境向人類下達啟示時，他就會照需求化為人類的形象，然後出現在人的夢中，傳達各種故事。

摩爾甫斯最具代表性的模仿與刻宇克斯（Ceyx）和阿爾庫俄涅（Alcyone）有關。刻宇克斯和阿爾庫俄涅是塞薩利亞（Thessalia）的國王和王后，夫妻倆感情相當恩愛。

一天，國王刻宇克斯坐船出海卻不幸失蹤，阿爾庫俄涅不知道丈夫已死（或不願相信這個事實），於是天天向家庭女神赫拉祈禱，希望赫拉能把丈夫還給她。

照理來說，阿爾庫俄涅應該接受丈夫已經死去的噩耗，為他舉行祭祀的，但她卻每天來神殿，不斷地向天后赫拉禱告。赫拉不忍心見到她這個樣子，於是命摩爾甫斯去阿爾庫俄涅的夢中傳達刻宇克斯的死訊。

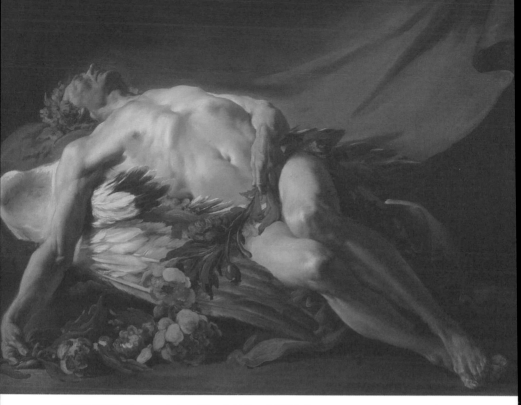

〈摩爾甫斯〉（1771 年），讓・布拉德－雷斯圖（Jean － Bernard Restout）
摩爾甫斯經常被描繪成長有翅膀的男性形象。

　　摩爾甫斯按照赫拉的交代，進入阿爾庫俄涅的夢裡，並完美地重
現了她記憶中丈夫的樣貌。由於刻宇克斯已經溺死，所以夢裡的他全
身濕透、皮膚慘白，除了這點之外，他無論是長相、聲音、體型和走
路的姿態，都和平時的刻宇克斯一模一樣。

　　夢裡的刻宇克斯不同於平時深情的模樣，他一臉哀傷地告訴阿爾
庫俄涅自己已經死了，要她找回屍體，好好安葬自己。這些話讓身為

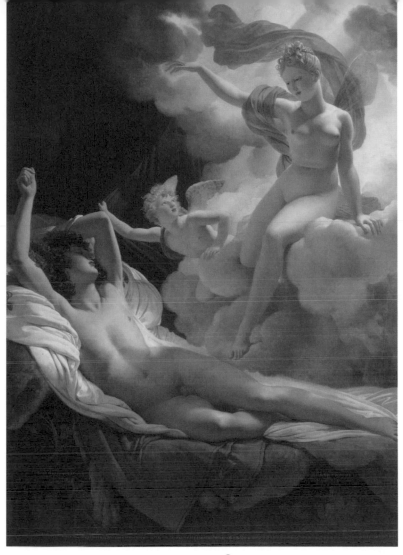

〈替赫拉女神向摩爾甫斯傳達命令的伊莉絲❶〉（1881 年），皮耶爾—納西斯·蓋翰（Pierre-Narcisse Guérin）

---

❶ 伊莉絲：既是赫拉的傳令使者，同時也是彩虹女神。

妻子的她聽了心都碎了。最終，因那個夢得知丈夫死訊的阿爾庫俄涅，在海邊發現了丈夫被潮水推上岸的屍體，她當下悲痛欲絕，後來也投海自盡。

眾神心疼這對可憐的夫妻，於是讓他們變成鳥 ❷，繼續活著。另外，據說眾神為了讓他們在變成翠鳥之後能夠平安地生活，還特別照顧他們，在他們築巢下蛋的這七天中使大海風平浪靜、波瀾不興。西方國家稱此時期為「Halcyon days」，中文指太平日子、美好的時光。

另一方面，有一部知名電影的角色是以夢神摩爾甫斯的名字命名，那就是《駭客任務》（*The Matrix*）的莫菲斯（Morpheus）。這一個角色出現在可視為是一種夢境的母體世界裡，並將重要的訊息傳達給主角，從這一點來看，我認為該角色的名字取得很好。

另外，還有個叫嗎啡（Morphine）的藥物也同樣是起源於摩爾甫斯的名字。該藥物是一種毒品，同時也具有極佳的止痛效果；使用後不僅會讓人精神恍惚、昏昏欲睡，感覺像在夢境裡一般，還能讓人忘卻疼痛。

從這兩點來看，我認為夢神的名字對這個藥物的形容相當貼切。

---

❷ 具體也有人說是變成了翠鳥，因翠鳥的學名「Halcyon」，便是源自阿爾庫俄涅。

6

特定對象恐懼症
——福波斯與佛貝托爾

　　恐懼指的是對特定事物或特定情景持續且不理性地感到極度害怕的狀態。在我們的生活中，會持續經歷各種不同種類的恐懼，可能會害怕黑暗或是高處，也可能擔心出現鬼怪，甚至是畏懼在生活中可能經歷的失敗。

　　相反地，也有一些人喜歡恐懼，且會到處尋找能夠為自己帶來恐懼的情況與刺激，像是看恐怖電影或是玩高空彈跳等。如此看來，「恐懼」無疑是人可以感受到的很大的心理刺激，但是這種恐懼感也可能嚴重到引發疾病。

　　特定對象恐懼症（Specific phobia），或特定對象恐懼障礙屬焦慮症的一種，該疾病會對特定情況、對象或環境持續產生不合常理且強烈的焦慮和恐懼。其疾病名稱與恐懼對象的稱呼合併在一起後產生，如恐犬症（Cynophobia）、恐蟲症（Entomophobia）、恐蛇症（Ophidiophobia）等。

根據畏懼對象不同，有些因為容易躲避而不會對日常生活造成太大的問題（畢竟最近要看到蛇真的很難），但有時候，一些畏懼症害怕的對象是生活中不斷接觸到的東西，因此也會給患者帶來不便。

　　為了治療這種恐懼症患者，主要會使用暴露療法。部分恐懼症，如飛行恐懼症等，也會請患者在搭乘飛機之前，服用具抗焦慮效果的苯二氮平類（Benzodiazepine）藥物。

　　表示恐懼症的單字「Phobia」源自將驚恐（Fear）擬人化的神祇福波斯（Phobos）。福波斯是戰神阿瑞斯和阿芙羅黛蒂的兒子，而他的雙胞胎弟弟得摩斯（Deimos）名字意味著「恐怖」（Terror），與驚恐相似。

　　另一方面，也有人認為恐懼症這一詞源自睡神許普諾斯的其中一個兒子佛貝托爾（Phobetor），也就是前一篇出現過的夢神摩爾甫斯的弟弟。

　　佛貝托爾這個名字具有「令人害怕的人」（Frightener）之意，據說，他在夢裡以蛇或飛禽走獸的模樣出現，負責讓做夢的人受到驚嚇並感到恐懼，但也有分析認為他是惡夢擬人化後的神祇。

7
恐慌症與針頭恐懼症
——牧羊神潘

　　不同於前一篇所說的特定對象畏懼症，有一種疾病是患者會感到一股無法說明的恐懼感及焦慮感襲來，而這個疾病也在藝人們上電視節目談論後，對我們來說變得更加熟悉，那就是恐慌發作與恐慌症。

　　恐慌發作（Panic attack）是指突然感到極度焦慮、害怕、焦躁，像是要死掉等的恐懼感，嚴重時也會伴隨身體症狀，如呼吸困難、心悸、胸痛、頭暈等。恐慌症（Panic disorders）是指類似這種恐慌發作反覆發生，也意味著擔心恐慌再次發作，或是改變行為以避開可能誘發發作的情況。

　　為了做出準確診斷，需要諮詢精神健康醫學科專科醫生，並且應同時進行鑑別診斷，以排除可能引起類似身體症狀的其他疾病，像是甲狀腺機能亢進症（Hyperthyroidism）、低血糖症（Hypoglycemia）、癲癇症等。在治療方法上，有藥物治療和認知行為療法，而這兩種方法並行往往被視為治療效果最好。

恐慌症一詞源自牧羊神潘（Pan）的名字。在伯羅奔尼撒半島的中部地區阿卡迪亞（Arcadia），潘被視為是原野、森林、樹蔭或性愛（Sex）的象徵而受人崇拜，而這應該是因為他與春天這個生殖力和生命繁榮的季節有關。

潘通常被描繪成頭上長著山羊角，下半肢是山羊後腿的形象。他可說是半人半獸，但是下半身與整個呈現馬身的半人馬（Centaurus）感覺稍微不同。在神話中，他被描繪成是男性精靈撒特（Satyr）及酒神戴歐尼修斯的夥伴，經常一起狂歡飲酒。

牧羊神，潘（1865 年）

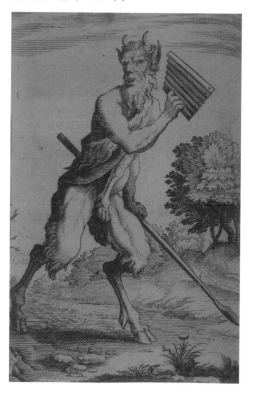

潘之所以成為恐慌症的起源，理由似乎與他的喊叫聲所具備的力量有關。據說他若是在午睡時受到打擾，就會大聲叫喊，使對方陷入恐懼，而他也在奧林帕斯諸神和泰坦神族戰爭時利用這個能力立下了功勞。

甚至還有說法表示，在西元前 490 年的馬拉松戰役（Battle of Marathon）當中，因潘也站在雅典這邊，讓波斯士兵們心生畏懼，幫助雅

典取得了勝利。

會有這種說法，可能是因為希臘軍隊在整場戰事只損失了不到兩百名兵力，還擊敗了人數至少是他們兩到三倍以上的波斯軍隊，因而讓希臘軍隊幻想自己也許得到了某種神助。

除此之外，還有某則故事提到，在宙斯和一名下半身是巨蟒形象、名叫堤豐（Typhon）的巨人大戰時，潘為了幫助宙斯，發出了可怕的吼叫聲，讓堤豐恐懼不已。

不過令人畏懼的潘，其實也有一段令人心酸的愛情故事。潘愛上一位名叫緒林克斯（Syrinx）的寧芙，並不斷跟著她，但緒林克斯是月神阿蒂蜜絲的隨從，已立誓終身保持貞潔，所以她十分討厭潘的行

〈潘與緒林克斯〉（1620 ～ 1625 年），彼得‧保羅‧魯本斯

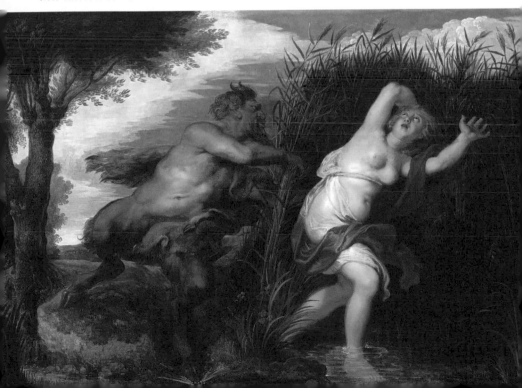

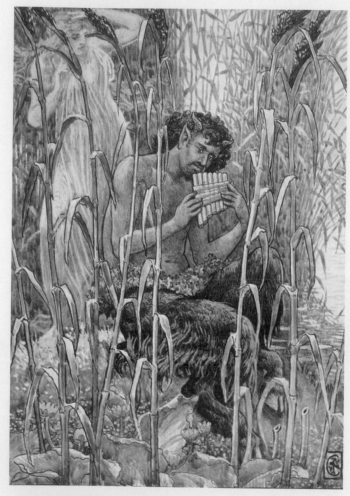

〈吹奏排笛的牧羊神〉（1913 年），瓦特・克蘭（Walter Crane）

為，只要看到他一靠近自己就會逃跑。

就在某一天，緒林克斯在快要被潘抓住的時候，她再也忍受不了，便乞求阿蒂蜜絲女神把自己變成蘆葦。

據說潘看到她變成了蘆葦後，就把蘆葦割下來，製作成了世界上第一支排笛（Pan flute），並拿它來吹奏。這就是為什麼在潘神的圖畫或刻有他形象的雕像中，都會看到排笛的緣故。

緒林克斯同時也是意指針筒的單字「Syringe」的起源。緒林克斯因為討厭潘而不斷地逃跑，但她的名字竟然和針頭恐懼症（Trypanophobia）緊密相連，還是相關單字的起源，還真是諷刺。

8
色情狂——寧芙仙女與撒特

　　性慾是人類的本能，也是人類繁衍的動力，但有時這種性慾也會出現問題，以精神醫學用語來說，就是發生所謂的「性偏好症」（Paraphilic disorder）。性偏好症是性功能障礙的一種，被分類在性疾患（Sexual disorder）下方。

　　性偏好症分為量的異常與質的異常，此篇要探討的女性色情狂（Nymphomania）屬於量的異常。被診斷為性慾亢進的女性會有異常強烈的性衝動，臨床表現為想要與多人性交或進行性慾相關的行為。

　　若是觀察希臘神話，可以發現神話中有一種生物經常和神祇、人類以及各種神祕的動物一起出現，那就是寧芙仙女（Nymph）。寧芙被描繪成容貌極其漂亮的年輕女性，也許是因為外貌的原因，在韓國，還會用「妖精」這個詞來翻譯寧芙 ❶。

　　寧芙與特定場所（河流、湖水、池塘等）或自然（樹木、花草等）有關，據說她們與這些場所及自然生死與共，因此損壞自然被視為一大禁忌，因為可能會關係到這些寧芙的性命。在前面提到的許多故事

中，可以看到人若是弄傷由寧芙化為的自然物，最後都以悲劇收場。

根據記載諸神譜系的《神譜》作者赫西俄德（Hesiod）介紹，寧芙的壽命大約是人類的兩萬倍。在人類看來，她們不僅幾乎不會死，也不會衰老；雖然力量微弱，但她們具有人類無法施展的各種神通法力。從這幾點來看，寧芙仙女幾乎就和神明一樣。寧芙被當作人類周圍的神靈來崇拜，就現代角度來看，可將其視為一種滲透到希臘神話中的泛靈論（Animism）。

那麼為何女性色情狂的疾病名稱會由寧芙仙女轉化而來呢？若只看疾病名稱，也許會覺得這和我們一般所想像的精靈形象不太符合，但在希臘神話裡，精靈們是眾多愛情故事的主角，神話中也有著無數個精靈和人類的愛情故事。

精靈的特徵是她們在愛情面前表現得非常積極。雖然她們會果斷地拒絕並逃避自己不想要的愛情，但對於心儀的對象，則會相當積極地求愛且意圖和對方發生關係。

當然，精靈們並不是每段愛情都以幸福美滿的結局收尾，也有從頭到尾都只有自己一個人苦苦單戀、最後孤獨死亡的戀情，或是愛上神或人類之後慘遭拋棄的例子。

但儘管情路坎坷，寧芙從未停止去愛。或許是因為對於永遠年輕

---

❶ 譯註：在中文譯本中，寧芙有時也被翻譯成精靈或是仙女。

美麗的神靈來說，愛情是不可或缺的，而她們也希望將愛情的其中一部分分享給人類。

相反，男性色情狂（Satyriasis）這個病名則起源自另一個神話裡的神靈，那就是上半身是人，下半身是山羊的撒特。雖然他的外表看起來與前一篇出現的牧羊神「潘」相似，但據傳撒特的下半身並不是山羊，而是馬腳 ❷。

撒特是酒神戴歐尼修斯的隨從，也因此總被描繪成喜歡開玩笑的好色之徒，不曉得是否為了強調這一點，在各式雕像中，他的下體總是呈現勃起的樣子（但並不是像生殖之神普里阿普斯那樣異於常人）。鑑於他這種好色之徒的形象，人們才會以撒特的名字為男性色情狂這個疾病命名。

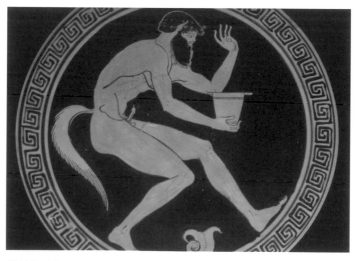

撒特的形象

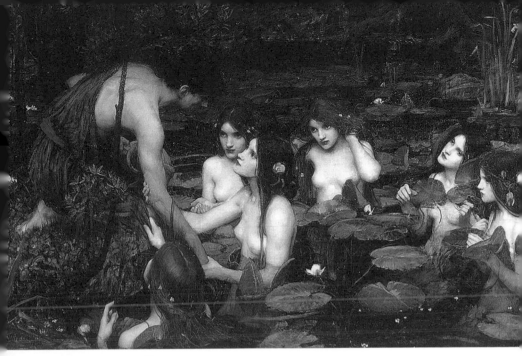

〈海拉斯與那伊阿得斯❸〉（1896 年），約翰‧威廉‧沃特豪斯

❷ 撒特並非一般的半人馬形象，有著馬所有的下半身，他同樣只有兩條腿，
　不過是馬的腿型。
❸ 那伊阿得斯：掌管江河、泉水、溪流等淡水的水寧芙仙女。

9

失憶症──記憶女神寧末辛

　　記憶是我們認知自身身分的基礎，從這點來看，記憶非常重要。然而人類的身體機能出於各種原因，往往也會使記憶喪失。記憶消失的疾病稱之為失憶症（Amnesia），而失憶症也會由痴呆或腦梗塞等神經系統疾病所引起。

　　當患者因為大腦的器質性因素而喪失記憶，就必須確認病因並且進行相對的治療；與此不同，因心理因素導致的記憶喪失，醫學上稱之為解離性失憶症（Dissociative Amnesia），解離性失憶症可視為是解離性疾患（Dissociative Disorder）❶的一種。另外，喪失特定事件

---

❶ 譯註：解離性疾患（Dissociative Disorder）：指人對於自身的記憶、身分、意識、知覺和運動控制等主觀的完整心理功能的瓦解或／及中斷。一般生活中的解離狀況，如做白日夢、想事情想到出神等，發生時間較短；而有解離性障礙的患者通常是因為創傷性經驗而導致失憶、記憶不完整、情感麻木等狀況。

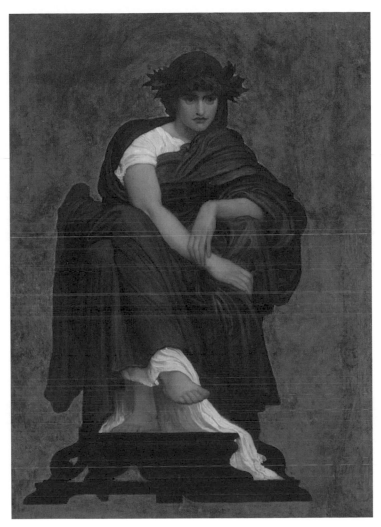

〈寧末辛，繆斯女神之母〉（1886 年），弗雷德里克・萊頓爵士

或疾病發生之前的記憶稱作逆行性失憶（Retrograde amnesia）；反之，記不得之後發生的事情則稱為順行性失憶（Anterograde amnesia）。

意味著失憶症的單字「Amnesia」，是根源自記憶女神寧末辛（Mnemosyne）的名字。「Amnesia」是由表示否定的「A」，表示記憶的詞根「Mne」以及表示狀態的「Sia」組合而成的單字。寧末辛是天空之神烏拉諾斯和大地女神蓋亞的女兒，屬泰坦神族。

而天空和大地這兩位幾乎是最早的神祇，從寧末辛是天地之女這點來看，這個經典的神話般的設定應該是在告知世人「記憶」之於人類的重要性。

寧末辛和宙斯生了九個女兒，在希臘文中稱為「Mousa」❷，她們每個人負責各種不同形式的文學與藝術。如今「繆斯」這個詞也使用在表示帶給作家或藝術家靈感的對象。

據說，這九名繆斯分別是掌管不同領域：卡利俄佩（Calliope）掌管史詩和弦樂，克利俄（Kleio）負責歷史，歐忒耳佩（Euterpe）掌管抒情詩，塔利亞（Thalia）負責喜劇，墨爾波墨涅（Melpomene）負責悲劇，特西珂麗（Terpsichore）掌管舞蹈，厄剌托（Erato）掌管愛情詩與獨唱，波利辛尼亞（Polyhymnia）掌管頌歌（或默劇），烏拉尼亞（Urania）則司掌天文學（從她的名字與外公烏拉諾斯相仿這點來看，應該是可以預想到的專業）。這些都是古希臘戲劇中不可或

---

❷ Mousa：副數為 Mousai，英文寫法為「Muse」，也就是繆斯女神。

缺的要素。

在過去，印刷術和保存紀錄的方法不像現在一樣發達，這也有可能是為了延續人類的記憶，所以才需要以上述方式傳承。在這些繆斯之中，最有名的是卡利俄佩，她同時也是神話中最著名的音樂家奧菲斯的母親。

奧菲斯雖然一生過得很悲慘，但他長久以來一直留在人們的記憶中，被人們稱為偉大的藝術家，由此看來，他是繆斯女神之子的說法不假。

雖然寧末辛在神話中並沒有特別活躍的事蹟，但如本書〈死亡現象──塔納托斯〉（P.221）提及，她會以記憶之泉謨涅摩敘涅的形象出現，正好與冥界的遺忘之河麗息河相反。

6

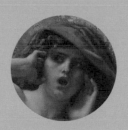

源自神話的其他醫學名詞

即便到了現代，我們的生活依然與神話緊密相關，
常用到的心臟超音波取自厄科女神的回聲典故、
困擾現代人的失眠症一詞源於睡神許普諾斯、
能夠左右人類性命的藥物阿托品，
則是命運三女神賦予人類最接近神蹟的禮物……

1
失眠症──睡神許普諾斯

　　韓國人近來常使用的詞彙中，有個單詞叫做「蜜眠」（꿀잠），這個詞應該是指人在一覺到天亮時，會因疲勞完全消除而感受到通體舒暢，而這種感覺就像蜂蜜一樣香甜。

　　事實上，我在進入醫學大學就讀，以及成為醫生之後，也經常覺得睡眠不足，每逢休假日就只想好好睡上一覺。不只是我，平時工作繁忙的人或是唸書的學生，應該都會想要趁空好好補眠吧。下面就讓我們來探討幾個與人類休息與睡眠有關的醫學用語。

　　若要從醫學上的角度簡單對睡眠下定義，可以說是「對周遭環境的認知以及對環境變化出現反應能力明顯降低的可逆性狀態」。以前，人們對於睡眠的認知僅限於睡眠不過是生活的一部分，或是與死亡相似的某個東西；但近來，隨著睡眠相關科學研究越來越多，睡眠不為人知的祕密也逐漸被揭開。

　　不僅如此，如何保持健康且規律的睡眠也成為了大眾關注的話題，與此同時，關於睡眠障礙（Sleep disorder）疾病的概念也已經被

確立，目前有許多醫生投入相關研究，替受睡眠障礙所苦的患者進行治療。

尤其隨著睡眠檢測技術發展，現代醫學定義睡眠有其結構，根據睡眠結構，可以將睡眠分為：會快速運動眼球且會做夢的快速動眼期（REM sleep）、眼球停止運動的非快速動眼期（Non-REM sleep）；而非快速動眼期又分為三個階段。

諸如這種掌握睡眠結構的檢測，稱為「睡眠多項生理檢查」（Polysomnography），而該術語的英文拼寫當中所包含的「Somn」一字，則與希臘羅馬神話有關。

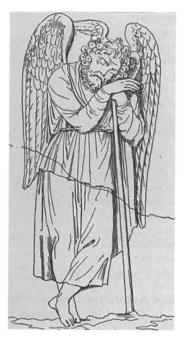
睡神，許普諾斯

在前面的幾篇文章中，曾經陸續談過睡神許普諾斯。許普諾斯是黑夜女神尼克斯的兒子，同時也是死神塔納托斯的雙胞胎弟弟，以及摩爾甫斯和佛貝托爾等夢神們的父親。

他經常在冥界麗息河附近一個安靜的洞窟裡睡覺，是個行為舉止很妙的神明。

眾所周知，許普諾斯是安眠藥的英文單字「Hypnotics」的起源，但是和睡眠有關的用語當中，有更多是源自許普諾斯到了羅馬後改的名字「索莫諾斯」（Somnus）。

不僅前面提到的「睡眠多項生理檢查」是如此，在許多與睡眠有關的單字中都突顯出許普諾斯的存在感，例如失眠症（Insomnia）、異睡症❶（Parasomnia），及象徵異常睏倦的昏睡（Somnolence）等。

---

❶ 異睡症（Parasomnia）：指干擾睡眠的所有情況的總稱。

2

日光療法——太陽神赫利奧斯

　　從古代開始，太陽就被視為神靈，受世人崇拜，在各種神話中也一直認為太陽神是很特別的神靈。

　　希臘羅馬神話的太陽神阿波羅也不例外，阿波羅在神話裡除了是太陽神，他還具有各種偉大的神格，例如競賽中的勝利與光榮、音樂與藝術、醫術、箭術等，而他的外貌也被描繪得比任何一位神祇都還要俊美。

　　眾所皆知，若說女神界中的女神是阿芙羅黛蒂，那麼男神界中的男神就當數阿波羅了。當然阿波羅並非一開始就是太陽神，在他以太陽神的身分受到崇拜之前，被視為太陽神的，是一位叫赫利奧斯（Helios）的人物。

　　赫利奧斯是光輝之神海柏利昂（Hyperion）和神聖女神堤亞（Theia）的兒子，月亮女神塞勒涅（Selene）和黎明女神厄俄斯（Eos）的兄弟，此外，他還是法厄同（Phaëton）的父親。

　　相傳法厄同在駕駛太陽車時，因駕車技術不熟練，不小心燒毀了

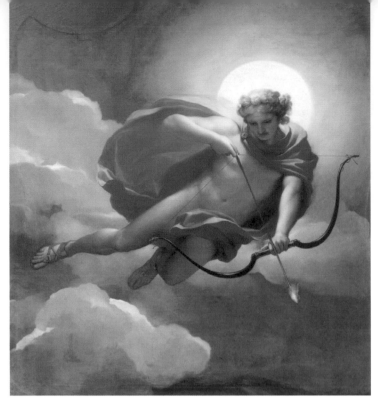

〈正午的化身，赫利奧斯〉（1765 年左右），安東‧拉斐爾‧門斯（Anton Raphael Mengs）

天空和大地，最後被宙斯以雷霆劈擊而死，而法厄同就是赫利奧斯其中一個兒子。

由於赫利奧斯和阿波羅的角色在後世合而為一，使法厄同被視為是阿波羅的兒子，但根據原始傳說，他應該是赫利奧斯的兒子才對。

儘管赫利奧斯在希臘神話中所擔任的角色與阿波羅混為一體，難以明確劃分，導致赫利奧斯並無特別活躍的表現，但據說希臘羅德島上的居民相當崇拜這號人物，相傳，希臘羅德島上古代世界七大奇景

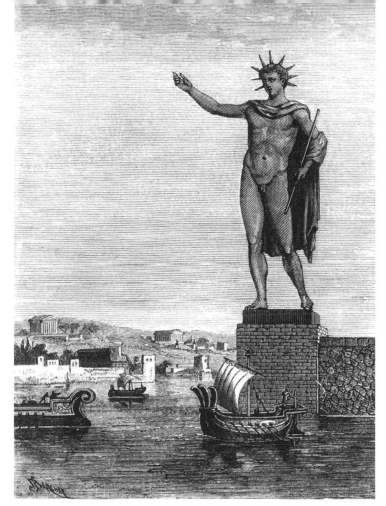

羅德島上的赫利奧斯神像（想像圖）

之一的巨像主角就是赫利奧斯。不僅如此，赫利奧斯在羅馬被稱為蘇爾（Sol），並以太陽神的身分一直為羅馬人所崇拜。

赫利奧斯雖然在希臘羅馬神話中被認為是等同於阿波羅的神祇，或甚至被視為其他神靈，但到了現代，卻有點莫名其妙地可以在醫學

用語中發現他的蹤跡，那就是日光療法（Heliotherapy）。

　　日光療法是光線治療的一種，從很久以前開始，就被用來治療皮膚疾病。據悉，太陽光能夠有效治療尋常性痤瘡（Acne vulgaris），也就是俗稱的青春痘，而據說在三千年前，古希臘歷史學家希羅多德（Herodotus）曾用日光浴治療過像青春痘這樣的皮膚病。

　　事實上，太陽光的確有助於治療這類疾病，因為太陽光可以消滅引起青春痘的細菌（Propionibacterium acnes），並且防止皮脂腺腫脹變大。

　　進入十九世紀之後，一位丹麥醫師尼爾斯·呂貝里·芬森（Niels Ryberg Finsen）曾利用這個日光療法，治療當時好發於歐洲地區一種名叫「尋常狼瘡」（Lupus vulgaris）的皮膚結核，以及因天花所引起的皮膚病變。

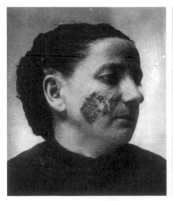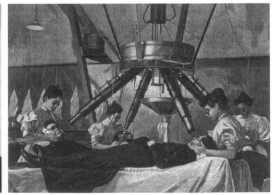

（左圖）罹患尋常狼瘡的女性患者（由喬治·亨利·福克斯於 1886 年拍攝）
（右圖）芬森醫師使用的光療儀器

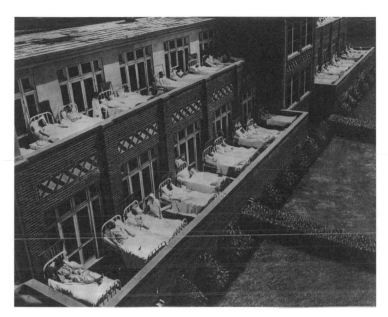

接受日光療法的結核病患者

　　芬森開發的這個光療法堪稱是醫學界一大突破，他還在 1903 年
獲頒諾貝爾生理醫學獎。當然，因為在日後開發出可以有效消滅天花
的疫苗及治療結核病的抗生素，使芬森的日光療法成了無用武之地，
但我認為在醫學發展的過程當中，日光療法充分地幫助了患者，深具
作用。

　　除此之外，還有另外一個實施日光治療的例子，這個例子雖然與
芬森所開發的療法目的和治療方法不同，但該療法也在相同時期用來
治療結核病患者。

　　一位名為奧古斯特・羅利爾（Auguste Rollier）醫師主張，當羅

患骨結核的患者曬到足夠的陽光時，患者的病情便會有所好轉[23]。

羅利爾所實行的療法在當時為許多結核病患帶來很大的幫助，但我認為這有可能是因為曬太陽讓身體合成維生素 D，幫助阻擋了結核病的發生[24]。當然，這類治療方式如今也同樣不被醫界使用。

目前普遍所使用的光線療法，不是以前那種讓太陽光直接照射的治療方式，而是只提取出特定光線，並進一步運用在各式各樣的疾病治療上。比方說有名的「PUVA 光化療法」，就是只使用太陽光紫外線中的 UVA❶。

另外，針對有睡眠障礙或是憂鬱症的患者，也會使用「光照治療」（Light therapy）這一個療法，利用可見光的光線，協助調整患者的生理時鐘，使其恢復正常。

我期望在未來，隨著醫學和科學持續發展下去，能夠開發出更多種有效利用太陽光治療疾病的方法。

---

23. 原註：Patients rebuilt: Dr Auguste Rollier's heliotherapeutic portraits, c.1903~1944, Tania Anne Woloshyn. Med Humanit. 2013 Jun;39(1):38~46.

24. 原註：Impact of vitamin D on infectious disease-tuberculosis-a review. Kashaf Junaid and AbdulRehman. Clinical Nutrition Experimental. 2019 Jun, Pages 1~10.

---

❶ UVA：為紫外線 A 光，常用來治療皮膚病——乾癬（Psoriasis），而最近 UVB（紫外線 B 光）也被運用在許多療法中。

3
心臟超音波檢查──厄科

　　超音波（Ultrasound）是一種頻率很高的音波，雖然人類的耳朵聽不見這個波段，但現代醫學經常運用超音波來診斷疾病。現代醫學利用聲波會在體內反射後回傳的特性，往人體內發送超音波，並將反射回來的音波影像化，便於用肉眼檢查。

　　進行超音波檢查時，會將超音波儀器緊貼在需要檢查的器官位置上，例如心臟、肝臟、膽囊、胰臟、脾臟、膀胱、子宮、卵巢、前列腺、乳房等，然後往特定器官發送超音波，這樣一來，就能夠以即時影像掌握到器官的動態。

　　熟練的檢驗師不僅能看出器官的構造和形狀，甚至還能量測出血液的流動資訊，是一個非常有用的檢查方法。不過在這種超音波檢驗方法中的心臟超音波檢查（Echocardiography）裡，卻使用「Echo」作為字首，而這個「Echo」，就是在希臘神話中一位寧芙仙女的名字「厄科」（Echo）。

　　關於厄科的故事，先前曾經在納西瑟斯的故事中短暫提到有許多

寧芙仙女愛慕他,而厄科是眾多單戀他的寧芙之一,然而她的結局也十分悲慘,並不亞於納西瑟斯。

厄科本來是一位屬於森林的仙女,她的口才很好、十分健談,個性也相當活潑。雖然厄科在看到獵鹿的納西瑟斯後便迷上了他,從此陷入單戀,但因為厄科知道納西瑟斯為人很冷漠,所以一直無法輕易地向納西瑟斯表達自己的心意。

某一天,宙斯來到森林中與森林仙女們閒聊,但過沒多久,天后赫拉就來森林裡尋找自己的丈夫,搞得宙斯和眾仙女開始四處竄逃。這時厄科為了幫宙斯和朋友們爭取逃跑的時間,便走過去跟赫拉搭話。厄科幽默風趣的口才成功轉移了赫拉的目光,幫助宙斯順利地逃離現場。

赫拉原打算突襲外遇現場,來個出其不意的人贓俱獲,但這一切卻因為厄科向自己搭話而成為了泡影。對此,赫拉相當生氣,於是便狠狠地詛咒厄科,說:「從今以後妳再也不能先開口說話,只能重複對方話尾的最後幾個字。」

總而言之,厄科就此成為了我們所知道的「回聲」。單戀就已經夠辛苦了,現在還不能施展自己的專長,展現幽默風趣的口才!這讓厄科只好每天在納西瑟斯附近徘徊,痴痴地望著他。

就這樣,厄科又見到了和朋友們一起出來打獵的納西瑟斯,碰巧那天納西瑟斯和朋友們走散了。為了尋找朋友,納西瑟斯便提高了嗓門,呼叫著:「喂!我們在這裡碰面吧!」

而聽到這句話的厄科,也跟著說出「碰面吧!」然後跑出來一把

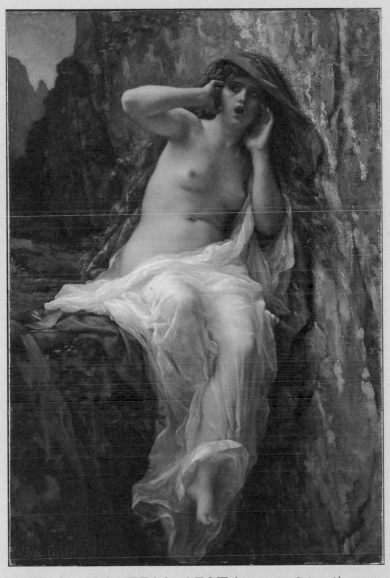

〈厄科〉（1874 年），亞歷山大‧卡巴內爾（Alexandre Cabanel）

抱住了納西瑟斯的脖子。不過因為納西瑟斯本來就很討厭女性，突然冒出一名陌生女子重複自己說的話，還跑過來抱住自己，令他起了一身雞皮疙瘩。

納西瑟斯一邊大叫：「要是妳不把手拿開，我還不如死了好！」一邊使勁地推開厄科。厄科感到無地自容，傷心欲絕地重複說出「我還不如死了好！」這句話後，便躲進了山洞裡。

據說她躲進山洞之後，整具身體和內心便逐漸燃燒起來，燒到最後，只剩下聲音和一把骨頭，而那之後，骨頭也變成了岩石。到頭來，能言善道的厄科只剩下了聲音，變成了他人的回聲。據傳當納西瑟斯在池塘邊渴死的時候，厄科也一直在一旁傷心地望著他。

儘管厄科這段只能用回聲答覆單方面付出的愛情故事，聽來很是令人惋惜，但以她名字命名的超音波檢查，卻為診斷病情帶來了很大的幫助，對拯救眾多性命發揮重要的作用，只是不知道這個事實能否為她帶來安慰就是了。

近來，醫療影像發展出各種多樣的檢測方式，提供了許多影像讓醫護準確、並盡可能快速準確地，將圖傳到所需要看的目的地，特別是遠距醫療與其種種，更是持續蓬勃地發展。

醫療影像技術能讓醫生更仔細且準確地看到我們體內的情況，除了一開始利用超長波長看不見的X光穿透技術進行的電腦斷層掃描（CT），到後來利用磁場與無線電波來看的磁振造影（MRI），也都是為了能夠更準確地檢視我們體內臟器的開發成果。

CT和MRI所攝影出來的照片，看起來像是把人體的身體切一圈圈切開一樣，從片的圖像排列在不同方向有不同名稱：以上下切分的橫為水平圖（Axial view），以前後切分的橫為冠狀面圖（Coronal view），也以左右切分的側面橫為矢狀切面圖（Sagittal view）。但為什麼橫截斷為左右切分的圖像稱為「矢狀」（Sagittal）呢？

在醫療檢查中使用的矢狀切面圖（Sagittal）一詞，來自於「弓箭手」的拉丁文。十二星座當中，射手座的英文是「Sagittarius」，名稱因此源自周天區

4 影像檢查——剪影

為看起來類似拿著弓箭的姿勢截面，所以用「弓箭手」這個單詞命名。這裡所說的弓箭手，是指希臘神話中最有名的半人馬，也就是凱戎。

希臘神話中出現的半人馬大多性格粗暴、舉止凶惡，讓人感覺他們是無法接近的怪物。但凱戎個性溫和且博學多聞，在各領域都很優秀，是許多英雄們的導師，因此相當聞名。而他之所以如此與眾不同，也可能是因為他的父親是眾神之王克羅諾斯的緣故。

據悉，其他半人馬和凱戎的出身不同，他們是由一位名叫伊克西翁（Ixion）的人類和變身成赫拉的雲彩所生下的種族。也許是因為他們的「馬」屬性較強，這些半人馬被描述為是一個性格相當急躁且性慾旺盛的種族，在希臘神話中有很多事件都是由這群麻煩人物所製造出來的。其中最具代表性的例子，就是在海克力士故事裡登場的涅索斯（Nessus）。

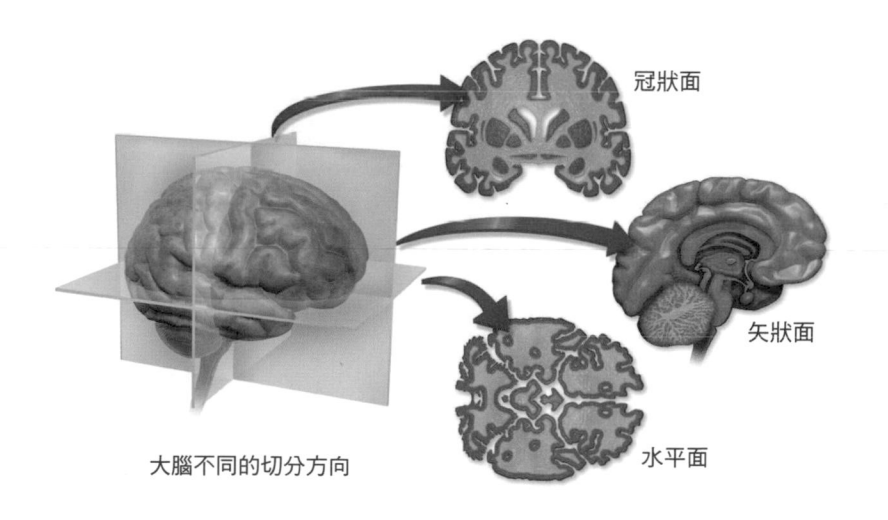

冠狀面

矢狀面

大腦不同的切分方向

水平面

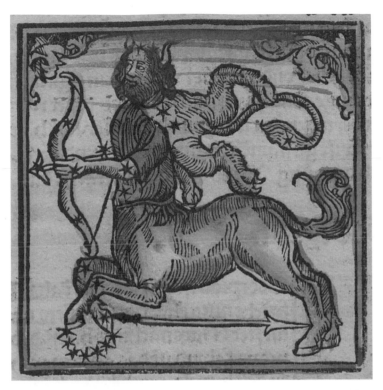

射手座，16世紀德國木刻版畫作品，描繪了神話中的半人馬手持弓箭的形象。

　　不同於其他半人馬，凱戎一出生就擁有很高的神格，在藝術、醫術、弓術等等各方面領域都相當超群，所以在神話中經常以導師身分登場，培育出無數弟子。光是他門下的知名弟子便有：以身為醫神受世人敬仰的阿斯克勒庇俄斯、里拉琴名家奧菲斯、在特洛伊戰爭中表現活躍的阿基里斯、因阿爾戈號遠征隊而出名的伊阿宋，以及整個希臘神話中最偉大的英雄海克力士等人。

凱戎的弟子是希臘各地知名的翹楚，個個都是血氣方剛的青年，從他收這些青年當學生來看，大概就能推測出凱戎作為導師的能力以及人格。

　　凱戎身上流著神的血脈，本來是不死之身，但因為弟子海克力士一次失誤，讓他不小心被沾有海卓拉劇毒的弓箭給射中了。而這一起

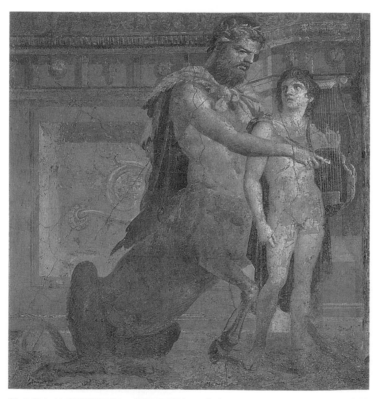

凱戎與年幼的阿基里斯，描繪了特洛伊戰爭最偉大的英雄阿基里斯從小就向導師凱戎學習彈奏里拉琴的形象。

事件的起因，就在於專門製造麻煩的半人馬與海克力士之間因酒後發生的爭執，使得凱戎因此必須永遠忍受劇毒帶來的痛苦。之後凱戎乞求宙斯將自己的不死之身讓給普羅米修斯，他才得以解脫。

關於海卓拉的劇毒，神話中已經出現過很多次，以這種程度來看，整部神話彷彿不是希臘羅馬神話，而簡直是「海卓拉劇毒的傳說」了。

由於凱戎的死和弟子海克力士的死因非常相似，我想，海克力士在悲痛的同時應該也感覺到了不祥的預感吧。而現今夜空的射手座，就是為了紀念凱戎如此傑出的成就而得名的。

5

阿托品——命運三女神

　　不知不覺，終於來到了最後一個故事。最後要講述的故事，也十分具有壓軸的風格，是一個關於人在最危急的情況下所使用的藥物。

　　由於此藥物的使用可以左右一個人的生死，我想，或許也可以替該藥物取名叫「命運」。

　　在希臘神話中，命運三女神被叫做「摩伊拉」（Moirai）❶。這三位女神的父母是諸神之王宙斯，和法律女神泰米絲（Themis）。

　　據悉，雖然宙斯是她們的父親，但就連眾神之王也不能改變她們決定的命運，必須唯命是從。從某個角度來看，希臘神話中所有角色的命運都是從這三位女神的手中開始，由她們創造而成，並在她們手裡結束。

---

　❶ 摩伊拉（Moirai）：在古希臘語中的意思是「多數的命運」。

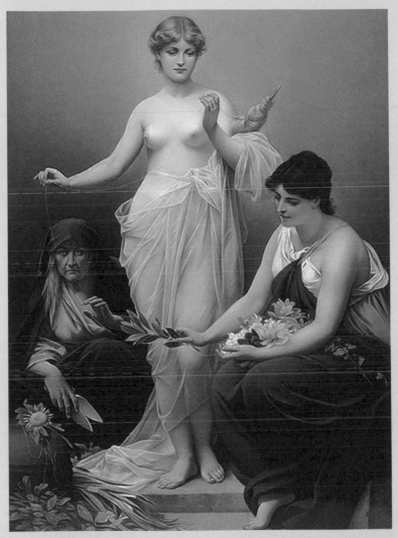

〈命運三女神〉（19 世紀），保羅・圖曼（Paul Thumann）

下面就來仔細談談三位女神的名字和職責吧。老大是紡織出生命線的克洛托（Clotho），老二是負責纏繞線的拉刻西斯（Lachesis）❷，而年紀最小的阿特羅波斯（Atropos）負責剪斷生命線，決定人類何時死亡。

　　由於阿特羅波斯是剪斷生命線、終止命運的女神，因此在字面上也有「不可違逆者」或是「不可避免之存在」的意思。

　　有一種名叫「阿托品」（Atropine）的藥物，便是由阿特羅波斯的名字取名而來的。

　　阿托品是生物鹼（Alkaloid）的一種，它與神經傳導物質乙醯膽鹼（Acetylcholine）的蕈毒鹼受體拮抗劑（Muscarinic receptor）結合後，可抑制副交感神經。

　　在劑量少的情況下，可對中樞神經系統引起興奮作用，但若是大量用藥，就會引起神經抑制作用，稍有不慎，還可能導致死亡。

　　另一方面，阿托品也被用作劇毒物質的中和劑，例如 VX 神經毒劑，這是一種誤食就會中毒的毒素。

　　而在對心臟驟停（Cardiac arrest）的患者進行急救時，若發現患者出現徐脈（Bradyarrhythmia）❸ 或是房室傳導阻滯（Atrioventricular block, AVB）❹，也可以小心謹慎地使用。

阿托品之所以得名，是因為它是毒藥的一種成分，可以斷了一個人的性命，但如果搭以現代醫學知識正確使用，它具有拯救人們的力量。從這個觀點來看，「命運女神」似乎是一個非常貼切的藥物名稱。

---

❷ 拉刻西斯（Lachesis）：另有一個意思是「分享的女神」，負責將運氣及才能分享給人類。
❸ 徐脈（Bradyarrhythmia）：指脈搏緩慢，每分鐘六十次以下的心律。
❹ 房室傳導阻滯（Atrioventricular block, AVB）：指心房的電氣刺激傳導到心室時受阻的現象。

神話裡的航海，
是人一生經歷的生老病死

這段由希臘羅馬神話與醫學交織而成的航海之旅，各位還愉快嗎？或許是因為希臘羅馬神話的發源地是在地中海周遭，所以在神話中經常出現「航海」的故事。

包含阿基里斯腱的主角阿基里斯等眾多英雄出場的《伊里亞德》中，也不乏從希臘搭船航向特洛伊的內容；和獨眼怪物波呂斐摩斯鬥智的奧德修斯也是，為了返鄉，他經歷了漫長的航行；在美狄亞讓埃宋返老還童的故事中曾短暫提及阿爾戈號船員，他們也同樣出海航行；由於古希臘人相信人死後會到陰間，而前往陰間的道路也被描述成是一種航海。

小時候閱讀希臘羅馬神話時，只單純地覺得：「原來希臘人和羅馬人經常坐船呀，那麼我也想去地中海和神話中出現的城市看看。」但在成為醫生，像這樣用醫學知識角度書寫解讀神話的文章後，我發現神話中的航海就是我們要經歷的一生及生命中的逆境。從醫學上的角度來講，我認為神話裡的航海，就是人在經歷生老病死的這段旅程。

雖然我進入醫學院，在經過數年的學習後成為了醫師，然後治療患者也已經將近二十年了，而在這個過程當中會不斷遇見新的疾病以及患者，因此我需要不停地學習。老實說，作為一名醫師，以及身為一個人，要說我從不覺得倦怠、厭煩，那是騙人的。

　　但像這樣把希臘羅馬神話和醫學串連在一起時，我便得到了新的啟示：那就是治療疾病的過程是一趟在洶湧大海上的航行，而醫師與患者則是在航程中一起並肩作戰的同僚，為了順利越過驚濤駭浪，抵達治療目標而努力，就像神話裡人物們為了安抵思念的故鄉或是極樂淨土（Elysion）鍥而不捨一樣。

　　當然，在這趟航程中，負責治療病痛的醫師是船長，但若是少了患者與家屬或保護人的協助和理解，以及缺乏對抗疾病的勇氣和意志，那麼這趟航海就很難順利結束。

　　知識帶給我們勇氣，就如英雄奧德修斯因具有智慧而能保持勇氣，最終得以結束十年漫長的航行，回到家鄉一樣。我希望這本書能夠在各位日後將踏上的「生老病死航海之旅」派上用場，也期盼本書能幫助醫生和患者在航程上一帆風順。

　　衷心期待能在另一個故事的大海中與各位再次相見，謝謝大家成為我的夥伴，和我一起航海。

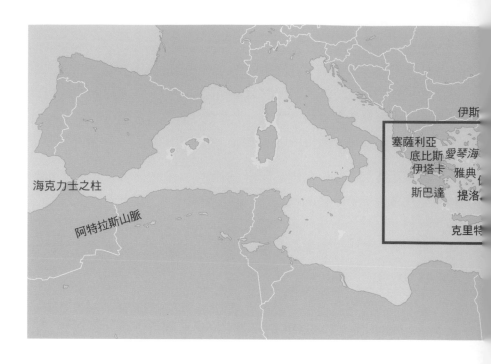

塞薩利亞
底比斯　愛琴海
伊塔卡　雅典
斯巴達　提洛

伊斯

海克力士之柱

阿特拉斯山脈

克里特

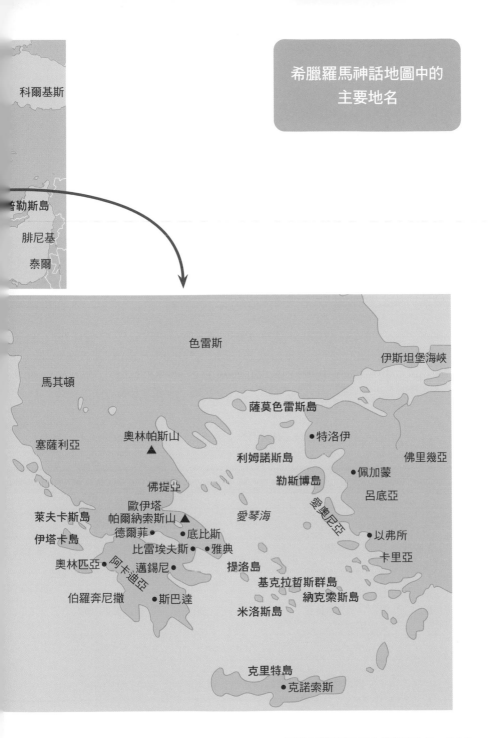

科爾基斯

舊勒斯島

腓尼基

泰爾

希臘羅馬神話地圖中的
主要地名

色雷斯

伊斯坦堡海峽

馬其頓

薩莫色雷斯島

塞薩利亞

奧林帕斯山 ▲

特洛伊

佛里幾亞

利姆諾斯島

佩加蒙

佛捉坐

勒斯博島

呂底亞

歐伊塔

萊夫卡斯島

帕爾納索斯山 ▲

愛琴海

伊塔卡島

德爾菲 •

• 底比斯

以弗所

比雷埃夫斯 • • 雅典

卡里亞

奧林匹亞 •

• 邁錫尼

提洛島

阿卡迪亞

基克拉哲斯群島

伯羅奔尼撒

• 斯巴達

納克索斯島

米洛斯島

克里特島

• 克諾索斯

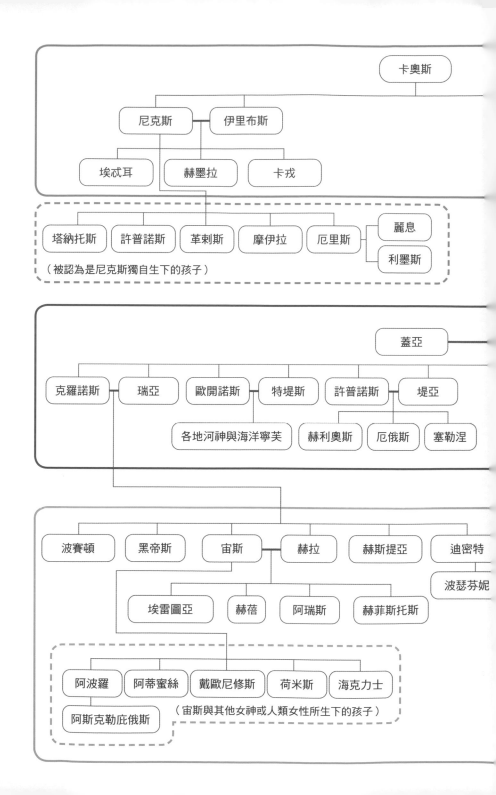

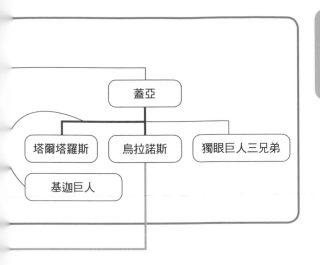

- ⬭ 原始神族
- ⬭ 泰坦神族
- ⬭ 奧林帕斯神族

蓋亞

塔爾塔羅斯　烏拉諾斯　獨眼巨人三兄弟

基迦巨人

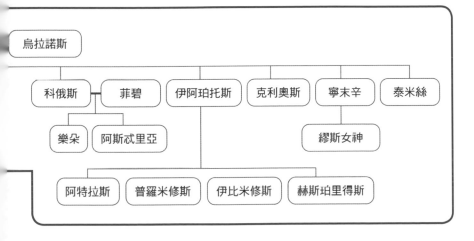

烏拉諾斯

科俄斯　菲碧　伊阿珀托斯　克利奧斯　寧末辛　泰米絲

樂朵　阿斯忒里亞

繆斯女神

阿特拉斯　普羅米修斯　伊比米修斯　赫斯珀里得斯

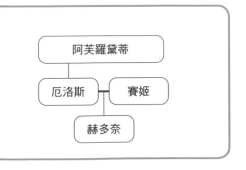

阿芙羅黛蒂

厄洛斯　賽姬

赫多奈

315

國家圖書館出版品預行編目資料

宙斯的頭痛：從神話一窺疾病起源與醫學奧祕 / 劉守娟著；陳建安, 徐月珠譯. -- 臺北市：三采文化股份有限公司, 2024.01
面；　公分 . -- (Focus；107)
ISBN 978-626-358-253-8（平裝）

1.CST: 醫學 2.CST: 病理學 3.CST: 神話

415.1　　　　　　　　　　　　112019941

◎封面圖片提供：
unorobus - stock.adobe.com
istry - stock.adobe.com
Worldillustrator - stock.adobe.com

◎書中圖片來源凡例：
本書所刊載的圖片均來自維基百科。

suncolor
三采文化

FOCUS 107

宙斯的頭痛

從神話一窺疾病起源與醫學奧祕

作者｜劉守娟　審訂｜汪漢澄　譯者｜陳建安、徐月珠
編輯二部 總編輯｜鄭微宣　主編｜李婉婷　責任編輯｜藍勻廷
美術主編｜藍秀婷　封面設計｜李蕙雲　內頁排版｜魏子琪　校對｜黃薇霓　版權經理｜孔奕涵

發行人｜張輝明　總編輯長｜曾雅青　發行所｜三采文化股份有限公司
地址｜台北市內湖區瑞光路 513 巷 33 號 8 樓
傳訊｜TEL：（02）8797-1234　FAX：（02）8797-1688　網址｜www.suncolor.com.tw
郵政劃撥｜帳號：14319060　戶名：三采文化股份有限公司
本版發行｜2024 年 1 月 26 日　定價｜NT$520

의사가 읽어주는 그리스 로마 신화
Copyright © 2021 by Sooyeoun YOU
All rights reserved.
Original Korean edition published by Eidos Publishing co.
Chinese(complex) Translation rights arranged with Eidos Publishing co.
Chinese(complex) Translation Copyright © 2024 by SUN COLOR CULTURE CO., LTD. through M.J. Agency, in Taipei.

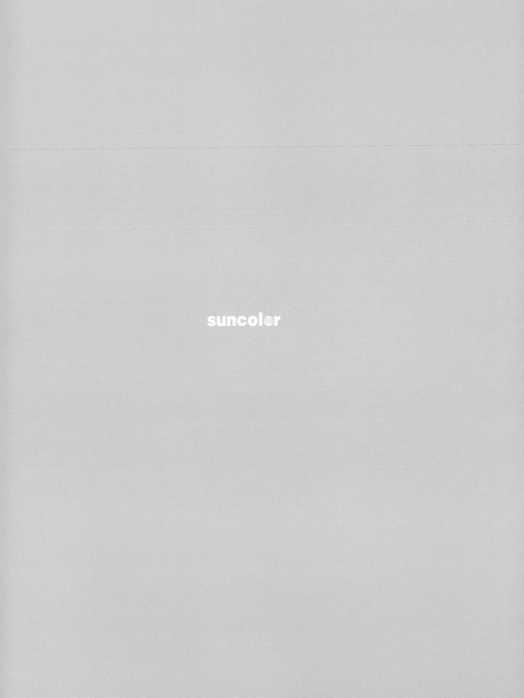

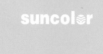